愛しあう母子になる出産

ヒト本来のお産のかたち

碓氷裕美

とびら社

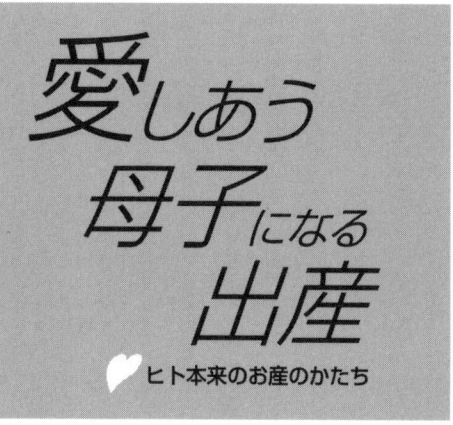

装丁　難波園子
装画　原　亜紀

はじめに

初めて妊娠がわかったとき――。多くの女性は、新しい生命が身体に宿ったことを不思議に思いながら、未来に向けて大きく希望を膨らませるでしょう。でも、なかには「親になる自信がないな」とか「出産そのものが恐い」「自分は赤ちゃんを愛せるのかな」といった不安な気持ちが同時にわきあがる人もいるかもしれません。

そして、不安があってもなくても、次には「一体どこで出産すればいいのだろう?」と頭を悩ませることになったりもします。また、「最近は自然な出産を望む人も増えていると聞くけれど、自然な出産ってどういうこと?」と思っている人もいるでしょう。

そうした方々に、私が経験した出産と母乳による育児について細かくお伝えし、初めての出産と育児を乗りきるためのひとつの道標《みちしるべ》にしていただけたら…。そうした思いから本書は生まれました。もちろん、初めてではなくても出産する場所をどうやって決めようかと迷っている方にも参考にしていただきたいと思います。

私の体験とは助産院で「自然に則した出産」と「母子同室」、「母乳による育児」をサポートしてもらったことです。それらは、母と子の両方にさまざまなメリットを与えてくれました。そのメリットとは、精神的な満足感も大きいけれど、それだけにはとどまらないのです。

本文では、同じ助産院で出産した92人のお母さんたちへのアンケートやさまざまな文献、専門家のご意見なども参考にしながら、私が感じたメリットをいくつか紹介していきます。

その内容は、決して病院での出産自体を否定するものではありません。人によっては助産院を選べない場合もあるし、医療を受けることが最良の選択となる場合もあるでしょう。また、できるだけ医療に頼らない出産ができる病院や、母と子の立場に立って母子同室を採用し、母乳を勧めている病院も存在します。大切なのは、母子の安全を第一に考えながら、本来ヒトが生物としてもっている力を充分に発揮させてもらえる場所であるかどうか、です。

そして、なかでもとくに重要なのは、出産直後からなるべく母と子が一緒にいられて、母乳を続けるためのケアがなされているかどうか。この点は、産院選びの大きなポイントになると私は思います（本書では、出産および産後の入院ができる施設の総称を産院と呼ばせていただきます）。

第1章では出産について、第2章では母子同室について、第3章では母乳について、そして第4章では母子関係について触れています。最終章の第5章では、それらを振り返りながら改めて産院選びについて考えます。

産院選びを考えるための本書を、あえて出産までの内容に限定しなかったのは、出産と、母子同室、母乳、そして母と子の関係は密接で連続性があり、それぞれが影響し合っているからです。そして、出産後しばらくしてから母子関係について考えるより、妊娠中にある程度知っておいたほうがよいと思われる理由があるからです。その連続性が「愛しあう母子」へとつながっていくことを期待したいとも思います。

とくに第4章は、「妊娠したのは嬉しいけれど、本当は子どもが苦手」という方にぜひ読んでいただきたい章です。かくいう私自身がそうでしたから。また、「もう一度子どもとの関係を振り返ってみたい」という方にも、参考にしていただければ幸いです。悩んでいるのは自分が悪いからではないと気づくこともあるかもしれません。そして、「これから子どもをもつかもしれない」、あるいは「子どもは嫌いだからもちたくない」と考えている若い方々にも、目を通していただける機会があれば大変嬉しく思います。

私の初めての出産と育児は想像以上に大変でしたが、また想像以上に喜びがありました。そうした喜びを一人でも多くの方が味わえるようにと願わずにはいられません。

◇目　次◇

第5章　これからの選択肢

第1章　幸せな誕生

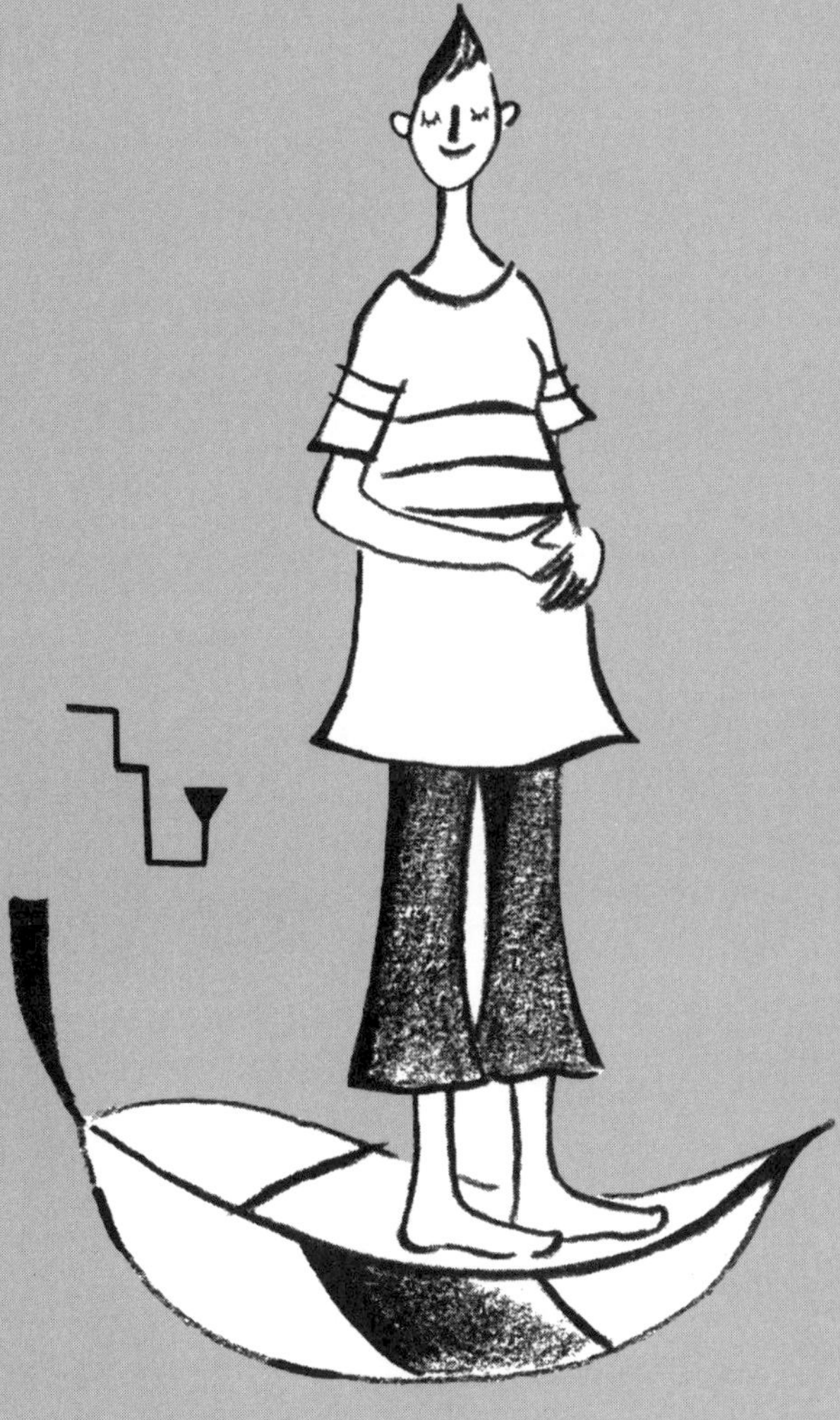

人は誰でも誕生の瞬間を経験してこの世に生まれてきます。長い人生を考えれば、それはわずかな時間ですが、誕生はやり直すことができません。一生に一度しかない「誕生」を改めて見つめてみると、そこからさまざまなことが浮かび上がってきます。

たとえば、生まれてくる赤ちゃん自身が本来もっている力や、お母さんとなる女性の身体に備えられている、産むための力。それらの力が現代において充分に発揮させられているかどうかという疑問。さらには誕生を経て対面し、新しく始まる母子関係に、本来の力が及ぼす影響などなど…。

今回、本書で「誕生」を見つめる舞台は助産院です。私が幸いにして出会ったのぞみ助産院では、本来ヒトが生物としてもっている力を引き出してくれるため、本当に自然な誕生と出産が実現していました。ここで出産と母乳による育児を体験した私は「これまで常識と考えられていたことが実はまやかしだった！」と感じることさえあったのです。

ここでいう自然な出産とは、余計な医療介入などがないという意味です。自然に則した出産は、私に大きな満足感と達成感を与えてくれました。

では、具体的に助産院出産の何がどうよかったのでしょうか。この章では、妊娠中から出産するまでに私が感じたメリットを一つ一つあげていきたいと思います。さらには私自身の迷いや葛藤、実際に大変だったことも隠さずに伝えていきます。

この章は、赤ちゃんにとっての幸せな誕生をめざして進行しますが、それはもちろん、お母さんになる人にとっての幸せな出産に通じるものです。ですから実際の内容は、誕生よりも出産についいて考える部分が多くなっています。

ではまず、妊婦時代のことから始めましょう。

メリット１　◇　快適な妊婦

妊娠中は身体も心も大きく変化するもの。ときには体調や気持ちが不安定になることもあります。でも、信頼できる助産婦さんや医師と出会い、何でも相談できれば、たいていのことは乗り越えられます。そして、約９ヶ月という時間を楽しく充実したものにしていくことができるのです。

過度な心配は無用

初めて妊婦となった人の場合、とくに妊娠初期という時期には、何かと不安な気持ちが生じてくるものです。心から望んでいた妊娠であっても、いつも嬉しい気持ちばかりが占領しているわけではありません。「無事に育ってくれるかな」「妊娠を知らずにお酒を飲んでいたけど大丈夫かな」「陣痛ってどんな感じなのだろう？」などなど、次から次へと心配事が出てきます。

それは、初めてのことであれば当然です。初めてではなくても不安が生じる人もいるでしょう。そうした不安な気持ちをもったとき、妊婦が出産することを決めた産院ではどのように受け止めてくれるものなのでしょうか？

私が出産する場所を決めるとき、「いいかもしれない」と思い訪れたのぞみ助産院は、優しい態度とはっきりとした言葉で妊婦に接し、いらない心配は取り除いてくれるところでした。

たとえば、以前診察を受けた産婦人科で「子宮が後屈だから流産しやすい」と言われていたのでそのことを伝えると、助産婦である鈴木秀子院長は「そんなことはないよ。流産は赤ちゃんに理由があることが多いから」と答えてくれました。もちろん、その言葉で流産の可能性がなくなったわけではないのですが、妊娠がわかってからいつも不安な気持ちを抱えていた私は、このときから妊婦としての自分に少し自信がもてるようになった気がします。

また、妊娠に気づく前の飲酒についても、ワインをグラスで4杯くらい飲んだことが気になっていたのですが、院長からは「そのくらいなら大丈夫よ」という返事。このことでも絶対に大丈夫という保証を得られたわけではないのですが、とても安心できたことは事実です。

のぞみ助産院で鈴木院長に初めて会ったときから「この人なら信頼できる」という印象をもっていた私ですが、こうして実際に妊娠初期のさまざまな心配事を言葉で解消してくれたことをとても心強く感じました（本書では、他の助産婦さんと区別するために「院長」という言葉を使いますが、実際に出産介助を行う助産婦である鈴木氏は、そのような肩書きで表現するには抵抗があるほど親しみやすい方です）。

ちなみに、病院の産婦人科のなかには聞いてもいないのに異常妊娠についてあれこれ丁寧に教えてくれるところがあるかと思えば、逆にこちらが聞いた心配事に対して「何とも言えない」という答えしか返ってこないところもあります。医師の立場としてはそれぞれ仕方のないことかもしれませんが、妊婦の気持ちとしてはどちらも不安が大きくなる気がします。

さらに、妊娠後期に入ってから夏を迎えることになった私は、「暑い時期に大きなお腹を抱えているのは嫌だな」と憂鬱だったのですが、そんな気持ちを言葉に出す前に院長から「夏を楽しみましょうね」と言われ、それこそ目からうろこが落ちる思いをしたこともあります。「そうか、季節を楽しめばいいんだ」。発想の転換が気分を変えてくれるのだと、私は妊婦になって再認識しました。

鈴木院長がこうした細やかな心遣いをしてくれることは、私が妊婦時代を快適に過ごすためにとても重要な役割を果たしてくれました。安定期に入ってからは多少厳しい言葉で注意されることもありましたが、そのことも、結果的には「快適な妊婦」ひいては「幸せな誕生」へとつながっているものでした。

健康を管理する体制

妊婦は出産する場所を選んで決めたら、通常は健診を受けることになっています。誰にも頼らず自分の力だけで自宅で産むという選択肢もあり、それこそが本当の自然出産と考える人もいますが、多くの妊婦は「そんなことはできない」と思ってしまいます。私もそうでした。

自分の身体のことなのに自分自身ではどうすればいいかわからない。でも、「なるべく自然に産みたい」という漠然とした思いがあり、考えた結果、助産院で妊婦健診を受けることにしたのです。この時点では私も助産院のことをよく知っていたわけではありません。助産院がよいかもしれないと思った理由については、のちほど触れましょう。

妊婦健診の内容としては、血圧、体重、子宮底、腹囲の測定と、血液検査、尿検査、超音波検査、心音聴取、内診などがあり、妊娠週数に応じて必要な検査を行います。のぞみ助産院ではこれらのすべてを必要に応じて行い、妊婦の健康管理につとめていました。こうした健診は、多くの病院で行っているものとそれほど違いはありません。

妊娠中毒症や貧血など妊婦にとって好ましくない症状は見逃さず、初期の治療を勧めたり場合によっては嘱託医と相談したり、助産院での出産は無理だと判断して病院で出産することを勧めたりもします。つまり助産院とは誰でも産める場所ではなく、健康な妊婦のみが出産できるところなのです。

それはもちろん、助産院が母子の安全を重視しているからで、逆に「誰でも産めます」というような発言があったり、妊婦の健康管理が充分に行われていなかったりというような助産院があるとしたら、そこでの出産は避けたほうがいいでしょう。また、現在のところすべての検査を行う設備が整っていない助産院のほうが多く、健診は病院で受けるように指示がある場合もあるようです。

信頼を育む助産院の対応

さて、何度か助産院で健診を受けて問題がないことがわかると、私は余計な医療介入がない本当の自然出産に挑戦できるかもしれないという気持ちになりました。そしてそのころ、いくつかの本を読むことで「多くの病院における自然分娩」と「本当の自然出産」は違うということがわかり、自然に則した出産が日本でも多くの人に認識されるようにとさまざまな活動をしている方々がいると知ったのです。

同時に、何か健康面で問題が生じたら病院で産むことも受け入れようと思っていましたし、そうなっても落ち込む必要はないとも思っていました。誰だって予期せず病気にかかることはあるのですから。

さらには、健診に行くたびにいろいろな質問を用意しておいて、鈴木院長に聞くと、必ず簡潔な答えが返ってくること。常に妊婦と胎児のことを考えた言葉をかけてくれること。鈴木院長の明るさとエネルギーに触れることで、こちらまで元気になること。そうした要素が重なっていくことで、一回一回は短い診察時間でも、院長への信頼感が増していきました。

この信頼感というのは、妊婦にとって重要なものです。自分の身体を信頼できるのであれば誰にも頼らなくても出産に臨むことはできるでしょう。でも、多くの人はそうではありません。信頼できる誰かを見つけて、何かあったら相談できるような状況をつくっておくことで安心し、気持ちが安定します。そうした安心感が、実は出産のときに大きな役割を果たすことになるのです。

通常、大学病院や総合病院など大きな病院では、行くたびに診察する医師が違うことが多く、事務的な受け答えだけで不満に思ったりすることがあります。アンケートに答えてくれた方のなかには「初めは大きな病院で妊婦健診を受けていたけれど、医師や看護婦の態度が冷たくて、助産院に変えた」という人もいました。
一方で、大きな病院には多くの妊婦が集まるから、医師や看護婦が忙しくなってしまうという現実もあります。病院側が丁寧に対応したくてもそれができないというジレンマもあるでしょう。そうした状況のなかで、少しでも妊婦の立場に立って考えようと、一人の妊婦を一人の助産婦が継続して担当する制度を整えている総合病院もあることをつけ加えておきます。

実際に助産院に健診に行ってみると、信頼できる助産婦さんがいるということがわかるのですが、とくに私たちの親世代には、まだまだ助産院というと何やら古めかしいという印象をもつ人が少なくありません。妊婦自身が助産院での出産を希望していても、両親の反対であきらめたという例もあります。現在の助産院は古いどころか、よりよい出産のために新しい考え方を取り入れているという面もあります。そうしたことが、これからおじいちゃんおばあちゃんになっていく方にも伝わっていくといいのですが…。

屈辱的ではない内診

私が初めて助産院を訪れてから2週間後、2回目の健診では内診がありました。産婦人科に行ったことがある方なら、あの嫌〜な「内診台」をご存知のことと思います。足を上に向かって開くように高い位置でかかとを固定されるような椅子で、医師の顔が見えないようにお腹のあたりにカーテンの仕切りが設けてある代物です。その内診台で、たいていは無遠慮に器具で内部を調べられるのです。

私は3軒の産婦人科に行ったことがありますが、個人病院も総合病院も内診はどこも同じような内容で、とても苦痛を感じました。もちろん、病気があったら見つけてもらわなくてはならないし、治療が必要なら我慢しなくてはならないことだと思います。

でも、のぞみ助産院の内診の方法を知ると、健康な妊婦があの内診台での苦痛に耐える必要があるかどうか、疑問がわいてきました。助産院ではまず内診台を使いません。平らなベッドに横になり、ひざを立てて少し足を開きます。するとこ助産婦さんがひざにタオルケットをかけてくれ、指で子宮の様子を診察します。このときに「ごめんね、ごめんね」と言うのを聞いて、これまでの内診とあまりに違うので驚いてしまいました。多少の痛みはありましたが、精神的な苦痛はほとんどありません。

男性医師の診察だと、その態度から「女性は内診台に乗ることなんて、どうってことないだろう」と思っているのではないかと感じることがあります。そこで女性医師の産婦人科に行ったこともありましたが、内容は同じでした。もちろん、医師にもいろいろな人がいるのでどこも同じだとは言えませんが。

そして、とくに大きな病院では診察中の話し声が他の人に聞こえてしまう構造であることが多く、そのことにも抵抗を感じます。のぞみ助産院の診察室は待合室からドアを二枚隔てているので、診察中の声は聞こえません。ドアを一枚隔てたところには、おっぱいマッサージ用の部屋があります。こちらにも会話の内容までは聞こえません。

助産院の助産婦さんとは?

ここで、のぞみ助産院の構造について触れましょう。初めて健診に訪れたときの印象は「ピカピカの施設ではないけれど、何だかホッとする」というものでした。木造のアパートのようにも見える外観。ドアを開けて中に入るとまっすぐに廊下がのびていて、椅子が並んだその場所はそのまま妊婦の待合室。左側のドアからは子どもたちの声が聞こえてきます。薬品の臭いなどは感じられず、どことなく甘い香りが漂っています。それはのちにおっぱいの香りだとわかりました。そして、子どもたちの声はここで生まれた、あるいは他の施設で生まれたもののおっぱいのケアが必要なお母さんに連れられて来た子どもたちの声だったのです。

このときの私は「出産」のことしか頭になく、その後の育児のことなどまるで考えていなかったのですが、今から思えば出産から授乳、育児はすべて密接につながっていることを、のぞみ助産院の空間は象徴していたのです。

ときおり、洗面器を手に廊下を往復する助産婦さんが数人いて、顔見知りの妊婦さんと会話をかわしたりしています。ピンク色の制服を着た彼女たちは誰もが優しく、そして自分たちの仕事に誇りをもっているように感じられます。その印象は、出産後しばらくたった今でも変わりません。

次に、助産婦さんについて説明します。西暦２０００年現在、日本では看護基礎課程および助産婦教育課程を経て、国家試験に合格した人が助産婦となっています。助産婦が勤務する場所としては、大きく分けて病院と助産院があります。病院では産婦人科の医師と看護婦とともに勤務することが多いようです。

助産院は助産婦が開業している施設です。産後の数日間は入院できるようになっています。母乳に関するケアを行い、相談に応じているところもたくさんあります。助産婦が一人で経営しているところもあれば、のぞみ助産院のように助産婦である院長のほかに数名の助産婦が勤務しているところもあります。また、開業助産婦のなかには自宅出産を専門に扱っている人もいます。その他、妊娠・母乳・育児について相談に応じることのみを仕事にする助産婦さんもいます。つまり、助産婦とは妊娠から出産、育児のことまで幅広く知識をもっている母と子の専門家なのです。

なかでも一般的に助産婦の主な仕事として認識されているのは、出産介助でしょう。ここで出産介助についてさらに細かく触れると、同じ助産婦の資格をもっていても、勤務する場所によって仕事の内容に違いが生じてきます。

助産院は助産婦が中心となって出産を介助する場所ですが、多くの病院では、産婦人科の医師が主導権をもっているため、助産婦本来の役割のほかに、医師のサポートも行わなくてはならないのです。

ただし、最近になって、病院のなかにも健康な妊婦と判断された場合に限り、助産婦に出産介助の権限をもたせるようになったところが出てきています。

きっかけは「切開ガイヤ」

そもそも、なぜ私は助産院に興味をもったのか。それは新聞の連載記事で、会陰《えいん》切開を知ったことがきっかけでした。会陰とは膣の入口から肛門にかけての部分のことです。出産の際、この部分が伸びて赤ちゃんが生まれてくるのですが、その記事によれば多くの病院では初産の場合たいていここをハサミでちょきんと切ってしまうというのです。私は反射的に「そんなのは絶対嫌だ！」と思いました。それは結婚する数年前のことだったと思いますが、その事実を知ってから、ますます出産には消極的な気持ちになったと記憶しています。

結婚後、私はしばらく夫婦だけで過ごしたいと思っていました。それは、もともと子どもが苦手だったからというのも理由の一つでしたが、出産はハサミを使うという事実に恐れをなしたということもあるのです。そして、約3年後に妊娠がわかったとき、私の頭にはすぐに課題が浮かんできました。「なんとか会陰切開をしないですむ方法はないものか…」

まず、当時のマタニティ雑誌に目を通すと「会陰切開をしないとギザギザに亀裂が生じてしまい、縫いにくい」とあります。一方で産む場所としてはさまざまな施設が紹介してあり、大学病院、総合病院、個人病院、助産院などの特徴がそれぞれ書かれています。ここで「助産院は健康な妊婦が出産できるところ。アットホームな雰囲気」といった類いの情報は得られますが、切開をするかしないかはわかりません。次に、とにかく近所の産婦人科に電話をしてみようと思いました。

総合病院と個人病院合わせて4軒ほど電話をかけたでしょうか。結果はどこも「切りますよ」の答え。当時、電話帳の広告に自然分娩と書いてあった病院も、あっさりと冷たく「はい、切ります」と答えてくれました。そしてさらに電話帳をめくっていると、助産院という文字を見つけました。

「近所に助産院があったんだ」と思いながら電話をかけてみると、とても親切な受け答えにまずびっくり。そして「ここでは切りません」という答え。そのころ新聞の記事でときおり陣痛促進剤のことが取り上げられていたため、使用の有無も尋ねると「使うことはまずありません」という答えでした(薬剤の使用は嘱託医の判断によります)。そこで、さっそく健診の予約を入れてもらったのです。

心が通う場所

こうして振り返ってみると、電話の応対は産院を選ぶ際の一つの手がかりになるとさえ思います。のぞみ助産院で直接助産婦さんに接してみて、あのときの電話の好印象は間違いがなかったと感じるからです。

まずは、直接診察を受けることが多い鈴木院長への信頼感が築かれ、ほかの助産婦さんと話す機会が増えてくるにしたがい、私は助産院全体へと信頼の対象を広げていくことができました。ここでは誰もが、妊婦の立場に立って一緒にこれから生まれる子どものことを考えてくれると感じたからです。

細かいことでは、何度も通っているうちに自分の名前を覚えてくれたり、こちらも助産婦さんの名前を覚えて院長に聞きそびれたことを聞いたりできるようになりました。そうして妊婦と助産婦さんとの交流が深まっていきます。助産院側としては、継続して妊婦を見ることで、妊婦の個性や生活環境まである程度把握することにつながります。それは、出産介助の際におおいに役立つこともあるのです。

この本を書くにあたり、取材のために他の妊婦さんの診察風景を見せてもらったことがありますが、助産婦さんたちが妊婦をよく知った上で心のこもった会話をしていることに改めて驚かされました。とくに、何度も出産した人であれば、友人同士のような雰囲気さえ漂っています。

妊娠がわかり、さてどこで産もうかと思ったとき、産院を選ぶ基準は人によって違うと思います。私の場合はまず会陰切開をしないことにこだわったのですが、これから産院を選ぶ方は自分が望んでいるのはどういうことか、まずは考えることから始めてください。そして、最近では産院選びのために本当に必要な情報が、少しずつですが得られるようになってきているので、そうした情報を活用してみてください。たとえば『リボーン産院リスト』などには病院の会陰切開率なども掲載されています。くわしくは第5章をご覧ください。

それから、「いいかもしれない」と思ったところには、実際に訪れて妊婦に対する態度を確認しておくことをお勧めします。そして、知っておきたいことはあらかじめ聞いて、出産する場所として心地よい場所かどうかを見極めてみてください。一度健診を受けてしまうと産む場所を変えるのは勇気がいるし、費用も余計にかかってしまいますが、「何か違う」と感じたら他をあたってみましょう。

心地よい場所を探すこと。それは決して甘えているとか贅沢だと思われるべきことではありません。助産婦、あるいは医師を信頼し心が通じると思えるかどうか。それは、よりよい出産をめざすためには重要なことです。妊婦の心と身体はつながっているのです。

身体づくりのすすめ

さて、妊婦にとって心地よい産院とは、妊婦が何でもわがままを言えるところというわけではありません。たとえば、安定期に入ってから運動もせずに好きなだけ食べていたら太ってしまいます。すると、産道にも脂肪がついて出産のときに困ることになります。そうしたことにならないように、妊婦の健康維持にもある程度厳しい指示がある。それは妊婦の立場に立って考えてくれているということですから。

のぞみ助産院では、どのような健康維持の指導があったのでしょうか。体重を増やし過ぎないようにという指示は全員になされますが、加えて私は妊娠15週目にマタニティビクス（妊婦のためのエアロビクス）を始めるように勧められました。それは私の場合、出産に必要な筋肉を鍛えたほうがよいと院長に判断されたからです。

実際にマタニティビクスに参加してみると「妊婦ってこんなに動いていいんだ！」と驚くほどの運動量です。専門のインストラクターの方が妊婦一人一人の状態を見ながら、ときには厳しく、ときには慎重に動くことを指導してくれます。このマタニティビクスに参加していると、妊婦はとにかく安静にしているものという考えは吹き飛んでしまいます。

実のところ、私は暑い時期に冷房なしという状況に音をあげそうになったこともありました。でも、出かけるまでは「休みたいなあ」と思っているのに、身体を動かした後は気分が爽快になり、身体も少し軽くなるような気がするのです。また、赤ちゃんが出てくるところを意識して締めたり緩《ゆる》めたりする運動を指導してもらって、「私のこの身体を使って出産するのだ」という意識をもてるようになったし、おそらく院長が懸念されていた胎児を押し出すために必要な筋肉を少しは鍛えることができたのだと思っています。

さらには、ここで新しい仲間とめぐり会うこともできました。一人で運動を続けることはむずかしいけれど、仲間がいれば励みになります。こうして、マタニティビクスに通うことで、私のダラダラしがちな妊婦生活にはメリハリが生まれました。

マタニティビクスの本来の目的は、身体の中に積極的に酸素を取り込み、筋肉を鍛え、出産に向けて意識的に身体の準備を進めていくことです。のぞみ助産院には、ほかにもスイミングや気功、歌のレッスンなど妊婦の状態や好みに応じて選べるメニューがあり、各インストラクターが指導を行っています。それぞれのクラスが週に1回程度集まり、楽しく出産準備を進めているのです。

「出産準備」というと、ついあれこれ商品を買い揃えるというようなイメージがわいてきてしまいますが、身体の準備を自分で進めていくことが最も大切なのです。助産院で出産するためには、そうした意識をもつことが必要であり、多くの場合ただゴロゴロと寝て過ごしているだけでは生物としての力を充分に引き出せないと認識しておいたほうがいいかもしれません。クラスに参加するのはためらわれるようなら、毎日適度に歩くのも効果的だそうです。

昭和初期ごろまでの日本では、妊婦といえども労働力と考えられ、「出産直前まで畑仕事をしていた」という話を聞いたりします。無理をしてしまい、具合が悪くなってしまうのでは意味がありませんが、かつての妊婦たちがしゃがんで足を開き、労働していたことが実はよい出産につながっていたのではないかとの説もあります。一般的には「難産が増えている」と言われている現代において、何が昔と違うのかといった観点から研究を進めている産科医の方もいるのです。そうした考えも取り入れて、のぞみ助産院では身体を動かすことを奨励しています。

安全の解釈と迷い

正直なところ、マタニティビクスを始めるまで、私は出産する場所としてのぞみ助産院を第一候補にあげていたものの、「絶対ここで産もう」とまでは思っていませんでした。そして自然に産むことが果たして可能なのか。そのことにも自信はありませんでした。

まず、出産とは命懸けであるということ。それは、歴史上に出産で命を落とした母と子がいたと聞いている人であれば第一に頭をよぎることです。このことから目をそらして出産について語ることはできません。おそらく、産科医療は母と子の命を守ろうとして発達してきたはずです。そして、産む側は安全を求めるがために出産の場所として病院を選ぶようになりました。さまざまな状況を経て、現代の日本では病院および診療所における出産が98・9％に達しています（平成11年　旧厚生省人口動態統計より）。

実際に、まだ助産婦が産婆と呼ばれていたころには、一部で衛生面の徹底がなされていなかったことなどから、感染症による母子の死亡などもあったようです。でも、現代の開業助産婦の多くは必要な知識をしっかり備え、さらに自らの経験を重ねて命をみつめています。また、病院との連携体制も整ってきています。

助産院と大きな病院の違いは、おおまかにいえば帝王切開などの医療行為ができるかどうかです。医療行為ができないとされている助産院では、それらが必要だと判断された場合、妊産婦を病院に搬送しなくてはなりません。

助産院を選択するときに最も不安に思い、迷う原因となるのは「陣痛が始まってから手術が必要な異常が起きたらどうなるのだろう」ということです。でも、その異常を陣痛が始まる前に発見すること、そして何よりも異常を未然に防ぐことが開業助産婦の腕の見せどころなのです。実際、のぞみ助産院が開業してからおよそ20年間で、陣痛が始まってから病院に搬送したのはわずか数例にとどまっています。年間分娩数はおよそ200件です。

一方、陣痛が始まってからの異常が病院で起きたことを考えた場合も、緊急の帝王切開が行われるまで、ある程度時間がかかります。しかし、助産院から搬送されるよりは手術までの時間が短い。それが、大きな病院のメリットといえるでしょう。ちなみに手術設備が整っていない診療所などでは、助産院との条件はそれほど変わらないことになります。

助産院と診療所などとのおおまかな違いは、出産介助における医療行為として会陰切開をしたり、鉗子《かんし》ではさんだり、吸引して引っ張ったりするなどして赤ちゃんを娩出《べんしゅつ》させることがあるかどうかという点です。

助産院は必ず嘱託医を設ける必要があり、さらに母体および赤ちゃんを搬送できる病院を決めてあるはずなので、心配な場合はその病院と病院までの距離などが確認できれば安心感が増すと思います。『リボーン産院リスト』（第5章参照）には51軒の助産院が紹介されており、年間搬送率も掲載されているので、参考にしてください。

私はまだ迷いがあったものの、のぞみ助産院で健診を受ける際に、万が一、陣痛が始まってから異常が起きたら近くの大学病院に搬送されることを確認して、途中で搬送されるようなことがあっても、それは仕方がないと思うようになりました。自分も助産婦さんも懸命に出産に臨んだ結果として起こることなら受け入れよう、と。

さらに、ちょうどそのころ、病院出産において陣痛促進剤による事故が報じられていたこともあり「病院だから絶対安心だとは限らない」ということも助産院での出産を選びたいと思った理由の一つになりました。病院でも、100%安全な出産ができるという保証はないのです。それならば、自然に則した出産をめざしてとにかく身体をつくっていこう。大きくなってきたお腹を抱えながら、マタニティビクスで身体を動かし、汗をかいているうちに、私は前向きな考え方ができるようになっていました。

ちなみに、2000年の暮れになってからアメリカの小児科医による本が日本語訳で出版され、「現代では産科医の医療介入こそが危険を招いている」というような意見があることも知りました。私が妊娠中にこの本を読んでいたら、助産院での出産を迷う時間は少なくなっていたことでしょう。

妊婦仲間たちとのひととき

妊娠中期に入っていたそのころ、健診は一月に一度で、聞きたいことはなるべくおもに診察してくれる院長に聞くようにしていました。ところが、出産が近づくにつれて聞きたいことが増えるのに、健診を受ける妊婦の数が多くて忙しいとわかると、どうしてもゆっくり話すことができません。それは、私が助産院に対して初めて抱いた不満です（診察時間の体制は助産院によりさまざまです）。

でも、不満はすぐに解消されました。マタニティビクスに助産婦さんがときどき参加してくれるようになり、終わってからいろいろな話を聞けるようになったのです。妊婦仲間たちも、健診では聞けなかったことを聞きたくて、次々と質問します。

「このあたりが痛むのですが…」「陣痛の長さは平均どのくらい？」「水分を取り過ぎてはいけない？」などなど…。すると、「その痛みは子宮を支えている筋肉でしょう」とか「陣痛の時間は人それぞれ違うから」「水分を制限しすぎても腎臓に負担がかかるよ」などと答えが返ってきて、一同は安心したり納得したり。

のぞみ助産院で水中出産ができることを私は知らなかったのですが、きちんと管理されている水中出産ができるから選んだという妊婦さんもいて、ここで水中出産の様子を助産婦さんから聞いたりもしました。「お父さんになる人が一緒にプールに入るときに、あわててしまって水着のパンツを脱ごうとしたこともあるのよー」などという話まで飛び出して、大笑い。

診察室とは違う雰囲気のなかで、これまでのぞみ助産院で出産した人の話をたくさん聞いて、私たち妊婦は本当に出産は人それぞれだということがわかりました。それぞれの出産に合わせて、助産婦さんが心を配り、力を尽くしていることも伝わってきます。

そして、やがて妊婦仲間が一人二人と出産を迎え、無事に赤ちゃんを産んだと聞けば、自分のことのように嬉しく思い、「次は誰々だね」と言っては楽しみにするようになりました。また、妊娠中の些細な心配事は、妊婦同士で話をして自分だけではないとわかると、それだけで解消されるようなこともありました。

こうしてマタニティビクスでは身体を鍛えるだけではなく、さまざまな恩恵を受けることになったのですが、のぞみ助産院について知るほどに、一方で疑問がふくらみます。なぜ助産院では会陰を切らない出産ができるのか。それだけではなく、あらかじめ健康面で問題がないとされている人に限っているとはいえ、なぜほとんどの人は医療に頼らない出産ができるのか。その答えをゆっくり探していきたいと思いました。

ヒトの出産の仕組み

「私の出産は一体どのように始まるんだろう？　お産の進行ってどうなっていくの？」と思い始める妊娠7ヶ月ごろだったでしょうか。助産院から安産教室を受講するようにと案内がありました。10畳ほどの和室にこれから母親父親になろうとしている人々が集まり、鈴木院長の講義を聞きます。

内容は、院長自身の出産の話に始まり、院長が助産婦として勤めていた病院での出産に疑問を感じたこと、身体の仕組み、出産を迎えるに当たっての心構えなど。院長の話しぶりにまず心を惹きつけられ、次に「出産とはお祭りである」という表現が出てきて何だか楽しい気分になったり、反面、異常が発生した場合の対応の説明に緊張を覚えたり。合計3回で、出産から育児までの要点を学べるカリキュラムになっています。

とにかく飽きない講義のなかでも、とくに印象に残ったのが「ヒト以外の哺乳類たちは生まれたばかりの子をなめるが、ヒトは軟産道でこの動作を繰り返す。そのため、頭が出てきたと思ってもまた見えなくなったりする」という内容です。ヒトのお産が長い理由の一つはここにあり、長い時間がかかるお産だからといって、それだけで必ずしも難産とは呼ばないというのです。

お産が長いということは、その分長く陣痛にも耐えなくてはなりません。それは産婦にとってはつらいことです。でも、赤ちゃんをなめてあげる代わりに軟産道をゆっくり通るのだとわかれば、産婦がつらいのは仕方がない。私はそう思えました。思い返せば、「赤ちゃんにとっての幸せな誕生」という視点を少しでももてたのは、このときが初めてだったような気がします。

私はのぞみ助産院の安産教室に出席したあと、ここで出産することを本格的に決めました。出産の仕組みについて学び、赤ちゃんが生まれてくるためにたどる経過を知ると、自分の身体に備わっている力を使って出産することが楽しみにさえ感じられたのです。これまでの迷いや不安が薄れて、夫や、夫の母、そして最後まで心配し、承諾を渋っていた私の両親にも「助産院で産んでみるから」と報告しました。

メリット2 ◇ 陣痛中もリラックス

これまでに経験したことのない痛みにおそわれて、平気でいられるという人のほうが少ないと思います。でも、それは誕生のために必要な痛み。なるべく気持ちを落ち着かせてこの時間を乗り切るためにはどうすればいいのでしょう?

助産院では陣痛が始まってから余計な介入がなされることはなく、リラックスできるようにと心を配り、産婦をリードしてくれます。

自分の身体と向き合う出産

のぞみ助産院の安産教室では、陣痛が始まってからのアドバイスや胎児が産道を降りてくるために体勢を変えることなども聞くことができ、自分の出産を次第にイメージすることができるようになりました。

医療に頼らない出産を実現するためには、自分の身体に何が起こるかをきちんと知っておくほうがよいのです。つらい陣痛のさなかにあっても、今胎児はどこまで来ていて次はどうなるということがわかっていると、比較的冷静でいられます。

医療に頼って出産する場合、「すべて医師におまかせします」という姿勢で身体のこともよく学ばないまま陣痛が始まると、パニックを起こしてしまうことがあるといいます。助産院の出産は、常に自分の身体にしっかり向き合うことが要求されるのです。

出産について書かれている本のなかにはソフロロジーやイメジェリーという出産方法が紹介されていることがありますが、それらによると妊娠中からイメージトレーニングを行い、出産や陣痛をあるがままに受け入れることが大切とされています。また、そうした出産方法では、自分で自分をリラックスさせることができるようです。

恥ずかしくない姿勢

また、安産教室には出産風景をビデオで見る時間もありました。陣痛が強くなってきているにもかかわらず、産婦の方はあまり大きな声も出さずにベッドの上に横向きに寝ています。経産婦(出産経験のある女性)という説明でしたが、よくテレビドラマに出てくる出産シーンのような悲痛な感じがしないのです。その方は、そのまま姿勢を変えることなく無事に赤ちゃんを産みました。

テレビなどによく登場する出産シーンはたいていあおむけです。そして産婦は足を開いたまま、とても苦しそうにしています。私は常々「あんな姿勢は嫌だ」と思っていたのですが、助産院ではそのような姿勢を強要されることはありません。自分が産みやすいように、よつんばいになったり、しゃがんだり、立ったり。自由に姿勢を選んでよいのです。このような考え方はフリースタイル出産とも呼ばれ、最近では病院のなかにも取り入れるところが出てきました。

あおむけで足を開くという姿勢は、恥ずかしいと感じる女性がほとんどではないかと思うのですが、無事に赤ちゃんを出産するために必要ならばと、我慢をしてきた。医療者側は医療が施しやすいように分娩台を使用し、あおむけを当然としてきた。そうした状況が長く続いていたのですが、産科医のなかにも「あおむけの姿勢は産婦に負担をかけ、胎児にも影響を与える」ということに気づき、改善していく人が現れ始めたのです。

ルチーン処置は必要に応じて

さて、おそらく多くの病院では病院が主催している両親学級などで、陣痛が始まってから施される処置について説明があると思うのですが、浣腸、剃毛《ていもう》、血管確保、導尿など、産婦全員に施される一連の処置はルチーン処置と呼ばれています。これらも、安全のために必要であると病院側から説明されれば、多くの妊婦は納得してしまうでしょう。

ところが、のぞみ助産院では産婦一人一人を診てそれらの処置を必要に応じて行うため、何も施されないことのほうが圧倒的に多いのです。のぞみ助産院の助産婦さんは全員が病院勤務を経験しているので、実際にルチーン処置を施してきた上で「全員に施す必要はない」という見解をもっています。そうした助産婦さんたちから聞いた話によれば、それぞれの処置に病院側が必要とする理由があるのですが、必ずしもそれが全員にあてはまらないというのです。

たとえば、剃毛は多くの場合、会陰切開することを前提に行われているといいます。切開や縫合にじゃまになるからです。ところが助産院では切開をしないので、出産に支障があると思われる場合に限り、毛を切る程度ですみます。

浣腸を行うのは、分娩時に便が出てしまうことがあるからですが、助産院ではそれをとくに問題視はしておらず、むしろ分娩進行の目安にすることもあるそうです。ただし、内診で直腸に便があることがわかり、出産の進行を妨げると予想されるときにだけ、のぞみ助産院でも浣腸をするといいます。さらにつけ加えるなら、浣腸をしたからといって絶対に分娩時に便が出ないということもなく、むしろ軟便となって出てきてしまうこともあるそうです。

出産後には全員に導尿が待っている病院もあります。寝たままの状態で尿道から直接チューブで尿を吸い取るというもので、出産後に子宮の収縮を助けるために行われるのですが、やはり助産院では必要と思われる場合だけ行います。

「ルチーン処置」のルチーンは、ルーチンと表記されている本もあり、おそらく英語のROUTINEだろうと推測されます。手元の辞書によると、「決まりきった仕事。日常の慣例」とあります。慣例の決まりきっている仕事として存在するさまざまな処置だということを、医療者側はわかっていながら全員に施しているのです。

1999年に福島テレビが制作した出産に関する番組の中で、ある病院院長が「産科の考え方としては、異常が起こる可能性がある5％の方が初めからわかればいいのだが、異常と正常の区分けができないので95％の方に犠牲になってもらっている」という趣旨の発言をしていました。これは、病院で出産する際に行われるルチーン処置についての説明だと思われるのですが、犠牲という言葉が耳に残ります。

私はルチーン処置を経験したことがありません。唯一導尿だけは病院の検査で経験したことがあり、その痛さと不快さを知っています。浣腸と剃毛を施されることを想像してみましょう。普通のときでさえ抵抗を感じるのに、陣痛が始まってから施されるとなれば、よけいに苦しくなるのではと思います。もちろん、必要であれば受け入れなくてはなりませんが、産婦がなるべくなら陣痛以外の苦痛を感じたくないと思うのは贅沢なことでしょうか？

普通に生活している人が勝ち

では、ここで私が体験したのぞみ助産院での出産を振り返ってみることにしましょう。個人的な体験がしばらく続きますが、助産院出産全体の流れをお伝えするために、しばらくおつきあいください。

…妊娠後期に入った私は、祖母の葬儀などの出来事に遭遇することになりました。肉体的な負担はさほど大きくありませんでしたが、心理的な影響からか血圧が上昇してしまいました。妊娠中毒症の症状の一つである高血圧の場合は身体に負担がかかるので、院長からは安静にするようにと言われ、マタニティビクスは2週間休みました。その後わざわざインストラクターの方から電話をいただき「多少は運動したほうがいい」と言われたので、様子を見ながら再開しました。

お腹の下のほうが張る感じがすることが多くなり不安な気持ちをもちながらも、幸い尿からたんぱくが出ることはなく、心配していた妊娠中毒症には至りませんでした。それは院長をはじめ、インストラクターの方にまで心遣いをいただいたおかげかもしれません。

ここでもし、私が重度の妊娠中毒症になってしまっていたら、病院で出産することになったでしょう。それは仕方のないことです。血圧は少し高いままでしたが、慎重に経過を見てもらいながら、結果としてはのぞみ助産院での出産を迎えることになりました。

ついに出産の兆候が現れたのは、妊娠39週で、友人から送ってもらった産着を洗って畳んでいるときでした。いわゆる「おしるし」です。夜の9時ごろでしたが、自分で判断ができなかったために助産院に電話を入れると、「今日はゆっくり寝て明日9時にいらっしゃい。痛みが5分おきになったら連絡を入れること」という返事。緊張が続き、何となくお腹が痛いけれど強い痛みは来ないので、2時半ごろ寝つきました。

翌朝診察してもらうと「2〜3日中には来るけど、とりあえずは待機」。さらに「痛みが来なければ出てこないし、始まったら普通に生活している人が勝ち」と言われました。これは陣痛が始まるかもと身構えすぎたり、陣痛が始まってからすぐにどうにかなるのではと慌てたりしないで、いつものように過ごしているほうがよいという意味です。

兆候が現れた時点から私はかなり動揺していたのですが、助産婦さんにそう言われると落ち着き、ゆるやかに心の準備ができました。「産む前にやっておくことは何か」と考える余裕ができて、それからの2日間は美容院へ行ったり、仕事をしたり、夫と中華料理を食べに行ったりして過ごしました。

その食事の後、「なんだかお腹が痛いなあ、食べ過ぎたかな」と思っていたら、ついに5分間隔の痛みが…！　助産院へ電話を入れると「とりあえずは家で待っていて」ということで、横になって少しウトウトしていると、陣痛が10分間隔に伸びてしまいました。翌朝、再び5分間隔になり、電話をすると「来て下さい」

夫に車を運転してもらって行くのですが、このころの陣痛の痛みは大声を出して逃さないと耐えられないほどの痛みで「これが〝骨盤が割れるような痛み〟かぁ〜」と思いながらわぁわぁとわめいていました。運転している夫はたまらないだろうと気にしながら。でも、後で聞いたところによると夫自身は私の声をうるさいと思う余裕はなく、とにかく助産院へ運ばなくてはと必死だったようです。

ところが、内診を受けると「まだまだだから一度帰って」。またわめきながら帰ると、今度は出血。電話での指示は「大丈夫。お昼ご飯食べて普通にしていて」。そこで、食べようとは思うのですが、もう食べ物を受けつけません。よつんばいになったり、ソファにもたれかかったり、いろいろな姿勢になってみますが楽にならず、次第にお尻の方に力を入れたくなってきました。そこで「もう普通の生活が出来ません！」と電話をかけて再び出発。足がガクガクしてしまうような感じになりながら診察室へ。「だいぶ子宮口が柔らかくなったね」と言われます。ここまでは2人の助産婦さんが電話で対応してくれていて、とにかく指示通りにしてきましたが、いよいよだということがわかり、そのときに自分をリードしてくれる人が目の前にいるということを、とても心強く思いました。

頼もしい指示と優しい手

助産婦さんは呼吸の仕方や、夫の立つ位置などを指示してくれて、さらにものすごい痛みが来る腰の下の方をさすってくれます。場所は、いつも診察を受けていたベッド。後になってベッドの一部が外れて、赤ちゃんが出てくるときに受け取りやすいようになる構造だとわかります。私は横向きになり、足は閉じたまま、夫の腰のあたりを思いきりつかんで痛みと戦います。

排便時のようにお尻に力を入れたくなることを「いきみ」と呼びますが、これをなかなか逃すことができません。いきみは自然に赤ちゃんを押し出すために必要なものでありながら、無理にいきむと身体に負担がかかります。病院では「はい、ここでいきんでー」などと指示されることもあるようですが、助産院では無理にいきませることはなく、待つことを基本にして、身体のリズムに合わせた誘導を行います。

私は痛みをこらえるために、あごを上げて目を閉じたくなるのですが、助産婦さんにはあごは引くように、目も開けるようにと言われます。ただ、陣痛の合間はそのように痛みがないので、助産婦さんや夫と話ができたりもします。

陣痛が始まってから赤ちゃん娩出《べんしゅつ》まで、自分の好きな姿勢をとり、より積極的に産むために立ったりしゃがんだりと姿勢を変えていく方法もあるのですが、私の場合は姿勢を変えたいと思う余裕はありませんでした。そして、そのときは横向きで寝ていることが一番楽なようにも思えていました。

そのうち鈴木院長が来て、『翼を下さい』を歌うようにリードしてくれました。歌については、安産教室のときに出産が始まったら歌うことを勧めていると聞いており、「歌うのはちょっと恥ずかしいな」と思っていたのですが、陣痛がきたときに歌うとやはり気が紛れます。痛みに耐えながらなのでヒドイ声で、音程もメチャクチャ。でも、とりあえず歌おうという意思が働くことで無理にいきむことは避けられたように思います。また、歌うことで出産に有効な力を働かせているような気がすることもあります。

ちなみにこの「歌う出産」はのぞみ助産院の大きな特徴の一つで、鈴木院長が考案したものです。歌うことで上半身の力が抜けて、赤ちゃんが出てきやすいようになり、精神面でも産婦を支えるといわれています。私の場合は、助産婦さんと院長がきれいな声で一緒に歌ってくれたことも、大きな心の支えになっていました。

そして、助産婦さんの手は常に私の腰をさすったり、お尻のところを押さえてくれたりしています。ときどき水を飲ませてもくれます。その優しい手や心遣いがどんなに嬉しかったことか。そうした対応により、痛みが和らぐようにさえ感じられました。

そのうちに院長が「頭が見えたよ」と教えてくれました。頭が見えてもまだまだと知っていたのですが、その声に少しホッとし、頭を見せてもらった夫は「青くて地球みたいだ」などと言っています。

しかし、破水がありさらに陣痛が進むと、もうしゃべる余裕もなくなって、「とにかく早く出してしまいたい」という気持ちが生じてきます。痛みも想像をはるかに越えるもので、一瞬「この痛みなら麻酔を打ちたくなる気持ちも少しはわかるな」と思ってしまうほど。胎児の頭がそこにあるという感覚は感じられずに、いきみにまかせて力を入れたくて仕方がありません。「もういきまないで」と言われて、そうかと思うのですが、うまくできないのです。

誕生のとき

もうこれ以上は耐えられないかもしれない…そう思ったとき、スルスルという感じで何かが抜けたのがわかりました。同時に身体の中から外に向かってエネルギーが出ていったという感じも受けました。ついに誕生です。赤ちゃんの泣き声がして、続いて「男だ」という夫の声が聞こえました。助産院に到着してから約2時間が経っていました。陣痛が始まってからはおおよそ24時間です。

外していたメガネを取ってもらって、赤ちゃんとご対面。思っていたより人間らしくて（もっとサルのようだと思っていたので）大きくて、ずっしりと手応えがありました。胸に抱いていると「やっと終わった」という安堵感とともに、何だかとても大切な存在を手にしたような感覚がわいてきました。

そして、とにかく自分の力で産んだ。もちろん、院長や助産婦さん、夫に助けられながらではあるけれど。一つ、成し遂げることができた。そう思うことができたのです。身体はぐったりとして疲れているのですが、ある種の爽快感さえありました。

しばらくすると、夫が臍《へそ》の緒を切りました。私は生まれたばかりの赤ちゃんを抱きながらその光景を見ることとなり（切るところそのものは見えなかったのですが）、そのときには湯気が周囲を覆っていたこともあって少し幻想的な気分になりながら、「新しい家族を迎える儀式のようだ」などと思っていました。

その後、改めて私の出産をリードしてくれた鈴木院長と助産婦さんにお礼を言いました。

会陰を切られるということ

さて、私がこだわっていた出産後の会陰はどうなったでしょうか。もちろん、助産院ではハサミなど使いませんでした。助産婦さんによると「最後のいきみで少し切れたから、金具を使ってとめておきましょう」ということです。そう言われても、切れたことなどわからなかったし、痛みも感じません。ただ、金具をとめるときだけは少し痛みを感じました。このような状態はかつてマタニティ雑誌で読んだ「会陰切開をしないとギザギザに裂傷してしまい、縫いにくい」という表現の切れ方とは明らかに違うということがわかります。縫わなくても治る浅い傷です。

金具を付けていた3日間ほどは座るときに痛みと違和感がありましたが、外してからはどちらもなくなりました。アンケートによれば、のぞみ助産院では会陰が切れた人のほうが少なく、出産１２０例中、70例が切れなかった、９例がわからないと答えています。わからないということ

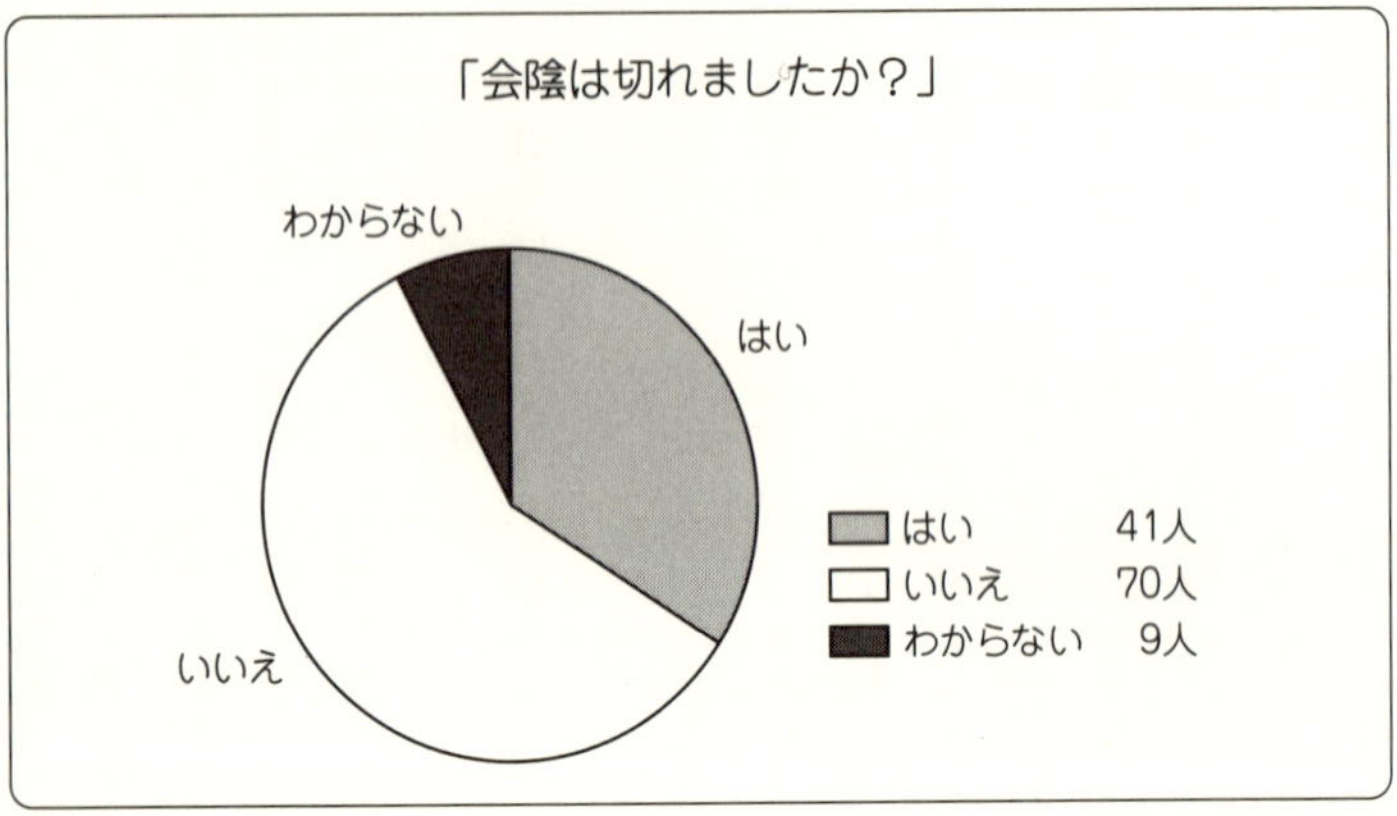

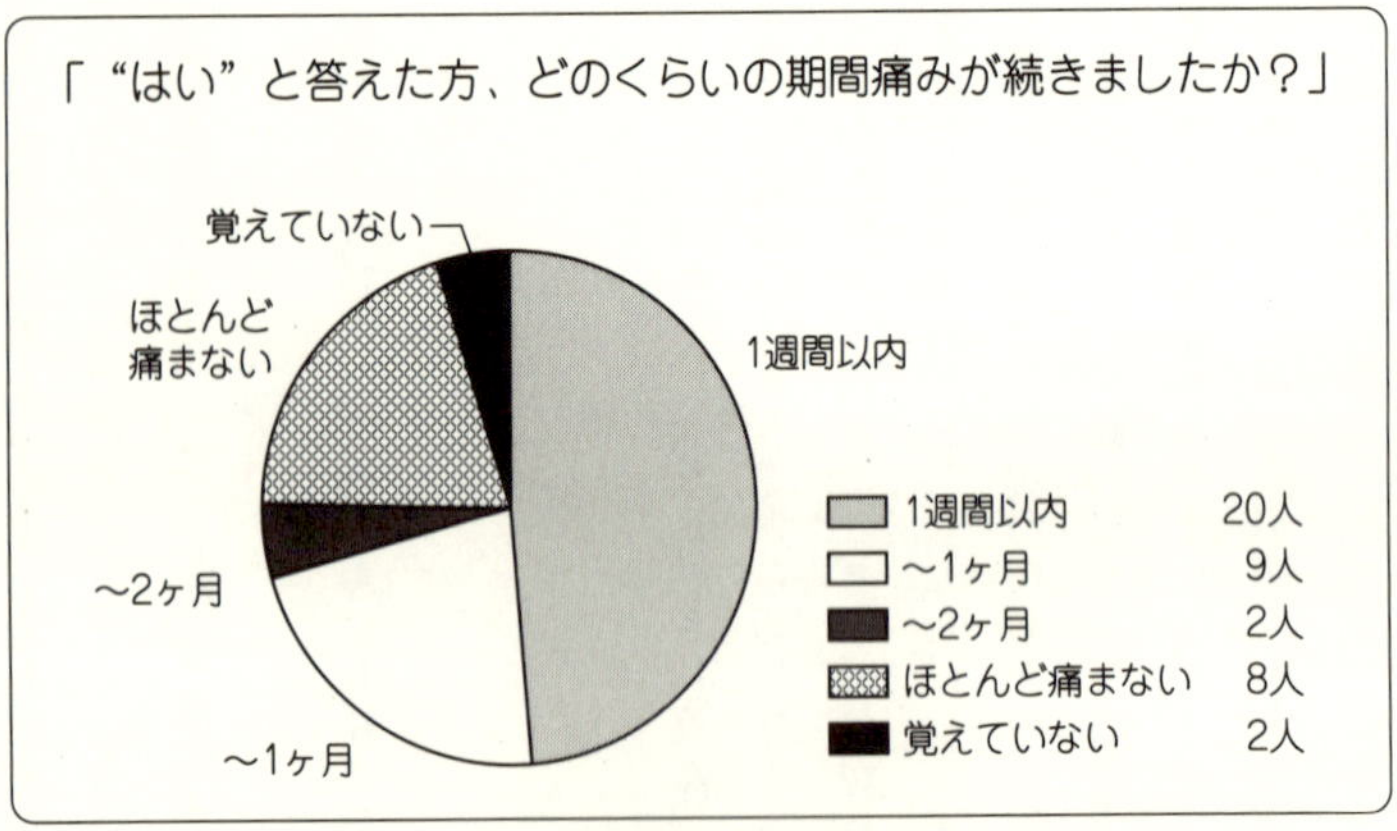

～のぞみ助産院で出産したお母さんたちへのアンケートより～

は、切れたと自覚することはなかったと考えられます。つまり、切れなかったのは58・3％ですが、わからないを加えると、およそ65・8％は切れたと思わなかったということです。

また、切れた場合の痛みを感じる期間については、41例中、3日から1週間という答えが最も多く20例で48・8％、ほとんど痛まないが8例で19・5％、一番長くて2ヶ月が2例で4・9％でした。


では、会陰切開による痛み方はどのようなもので不快感はどのくらい続くのでしょうか。

全国の出産体験者493人にアンケートを依頼した「ぐるーぷ・きりん」のデータによると、会陰切開をした人は81・1％の400人にものぼります。そして、「切開した跡に痛みや違和感を感じない普通の状態になるまで要した期間は？」という質問には2週間から1ヶ月と答えた人が最も多く、30・8％の123人。1年以上と答えた人も1％の4人いました（『私たちのお産からあなたのお産へ』ぐるーぷ・きりん編　メディカ出版より）。

また、この本のコメント集には「切ってみると、抜糸するまではかなり痛い」「陣痛よりもよっぽどつらいと思った」といった内容が続いており、自分の体験とは明らかに違うと思いました。また、切開を施す病院側の対応もさまざまであることがよくわかります。

一方で、「会陰切開をするのは当然」と考える方もいるし、「友人もみんな切っていて、こんなものかなと思った」という意見もあります。もちろん会陰切開を受け入れることは自由です。そして、状況が異なる二つのデータを単純にくらべることはできませんが、初産で多少の亀裂しか生じなかった私は、心から切られなくてよかったと思っています。

切らない出産の技術

なぜ、多くの病院では「会陰切開をしないとギザギザに裂けてしまう」「切った方が早く治る」と説明するのでしょうか。それは、会陰保護がしっかりと行われていないからではないかということと、妊婦の健康管理が不充分だからではないかということが推測されます。さらには陣痛誘発のために促進剤を使用することによって無理に出産を進めた場合に、会陰が伸びきらないということも考えられるのです。あおむけの姿勢もよくありません。ただの妊婦だった私がなぜこのように思うのかといえば、のぞみ助産院で働く助産婦さんたちに病院勤務時代の話を聞いたからです。

多くの病院では産婦人科の医師が主導権を握っていることが多く、会陰切開を分娩計画の一つに取り入れている医師のもとでは、助産婦が知識として保護技術を知っていても、実践で身につけることがむずかしいのです。保護技術を用いればひどい裂傷をつくったりしないはずですが、充分に会陰保護を行わずに切開もしないという場合は、「ギザギザに裂けて縫いにくく、治りも遅い」などという状態を招いてしまうのではないでしょうか。

会陰保護の技術とは、いってみれば職人技です。具体的には切れないように手を当てて守ることや、回りながら出てくる胎児の頭を誘導することなどが含まれるのですが、そうした短い言葉で説明するだけでは表現できない複雑なものだそうです。もちろんすべて助産婦の手による作業で、基本的に器具は使いません。やはり数多くの分娩に関わり経験を積むことが、そうした技術を身につけるための唯一の手段となるようです。

また、医師のなかにも会陰切開をむやみに行うことには疑問をもつ方がいて、なるべく出産が自然に進行するのを待ち、産婦を精神面で支えることを重視する産院も存在します。

それから、会陰自体が本来は自然に伸びるものだということも妊婦さんにはぜひ知っておいていただきたいと思います。ただし、心身ともに健康でなければ自然に則した出産はできないし、会陰も伸びません。だから、妊婦の健康状態に充分に気をつけることが助産院およびハサミをなるべく使わない産院の重要な使命なのです。

会陰が伸びるためにはホルモンの力と酸素が必要です。ホルモンの分泌にはリラックスが、酸素を取り入れるためには日ごろの運動が効果的です。考えてみれば、陣痛が始まってから「まだ家にいて大丈夫」と言われたことや、分娩が始まってからは助産婦さんがリードしてくれたことで私は充分にリラックスしていたのだと思います。

リラックスの効果

ここで、出産におけるリラックスがどのような意味をもっているのかについて触れましょう。病院で出産した人の話にはよく「陣痛室で一人きりになり不安だった。対応も冷たかった」というような言葉が出てきます。また、多くの病院で行われている分娩監視装置を取りつけられ、ベッドに固定されながら陣痛に耐えるということも、とてもつらいことのように思えます。私は、産婦にはなるべく不安を与えないでほしいと心から思います。なぜなら産婦が不安を感じることは、精神的なストレスのみならず身体的にも出産にとってよくない影響を与える可能性があるからです。

「女性は大脳皮質が『ブレーキ』をかけていては決して出産できない、ということに気付いた」とフランスの産科医ミシェル・オダン氏は著書の中で述べています（『赤ちゃんの目で22世紀を考える』ミシェル・オダン著　金光一郎＋プライマルヘルス情報センター訳　同朋舎　41頁より）。大脳皮質とは、高度に発達した電子回路のように働く部分で、ここが活発なときには逆に、出産に必要なホルモンを分泌する脳の最深部の働きが鈍ってしまうというのです。

なかでも、アドレナリン系のホルモンが分泌されるような環境、たとえば脅威や不安、寒さなどを感じると大脳皮質が刺激され、結果として誕生プロセスの進行も止まってしまうということです。つまり、妊婦が感じる脅威や不安は出産を妨げ、安心感が出産を促すということになります。これがリラックスの大いなる効果です。

また、これも私は想像することしかできませんが、多くの病院では分娩室にさまざまな医療機器があり、明るい照明が灯され、薬品の匂いが漂い、白衣を着た医師や看護婦さんたちが行きかっている…。それは病気があり、治してもらうためであるならば必要な状況です。でも、そうしたなかに初めての出産を控えた産婦が入っていくと、少なからず緊張を覚えるのではないでしょうか。緊張感が強くなると、リラックスはできなくなってしまいます。

医療機器に囲まれることで産婦が緊張してしまうことに気づき、薬や器具をなるべく使わない出産をめざした産科医は日本にもいます。そして、病院のなかには分娩時に産婦がくつろげるようにという配慮がなされるようになったところもあります。産院を選ぶ際に、分娩室となる場所を見学したり、部屋の様子を聞いたりすることができれば、それも選択のポイントになるかもしれません。

これまで妊婦、あるいは産婦が快適か不快かという「感覚」について重視してきたのは、それがホルモンを分泌する脳に影響を与えるからであり、前述したように大脳皮質に余計な刺激を与えることは脳の最深部の働きを妨げてしまう可能性があるからなのです。陣痛が始まるまで異常がなかったのに、周囲の状況によって緊張感や不安が強まり、進むべき出産がなかなか進まなくなってしまうということもあり得ます。つまり、妊産婦が快適を求めるのは決して贅沢ではないのです。

リラックスしながら陣痛を乗り切るためには、妊娠中から信頼を寄せてきた人がそばにいてリードしてくれること。それがとても重要だと私は思います。もちろん、ヨガや気功、アロマテラピーや音楽などで自分をリラックスさせることができれば、それらも有効でしょう。私の場合はリラックスのための準備はとくにしないまま出産に臨みましたが、結果的には信頼感が不安や緊張を取り除いてくれたのです。

陣痛が始まったとき夫がいてくれたことも心強かったけれど、電話で助産婦さんに指示してもらい、いよいよ分娩というときに付き添ってくれた助産婦さんの顔を見ることでどんなに安心したか。そして、頼もしく優しい言葉がどんなに勇気づけてくれたか…。

逆にいえば、陣痛が始まってから傷つくようなことを言われたり、むやみに叱られたりすればそうしたことでも大脳皮質へ刺激を与えてしまうことになります。

メリット3 ◇ 出産の達成感

無事に赤ちゃんを産むこと。それは妊婦にとって一番の願いです。次に、自分の力を存分に使った「達成感」を味わいたい。さらには赤ちゃんがもっている力も発揮させてあげたい。そうした希望をもってもいいのではないでしょうか。なぜなら、その「達成感」は、これから始まる赤ちゃんとの生活を有利にスタートさせてくれる可能性があるからです。

自然な陣痛の始まり

ここで、出産の始まりについて触れましょう。陣痛は、胎児のほうで準備が整ったときに母親の脳に知らせるために起こるらしいと考えられています。もちろん、胎児側の準備だけではなく、母親のほうでも身体の準備が整っていなければ本来の出産を始めることはできないでしょう。

そして、自然に則した出産に取り組んでいる産院では、月の引力を味方につけて陣痛を勢いづかせていくとよいお産になるとも考えられています。愛知県にある山田医院の医師、山田哲男氏・山田紀子氏によれば、「順調なお産は満潮に向かってある。潮に逆らうと、あまりいいお産にならないという傾向が、数を追うごとにはっきりしてくる」（『いいお産がしたい』農文協編　農文協88頁より）。さらには、干満の差が激しい大潮のときのほうが安産になり、お産が集中するというのです。大潮は満月と新月のときであり、そういえば私の出産も新月のときでしたし、その後のぞみ助産院へ取材に行ったときに「明日は満月だから忙しくなるかな」などという会話を耳にすることもありました。

胎児や妊婦の状態に加えて、月の引力も関係してくるという出産と誕生。操作や余計な介入を必要とせず、こうした自然界の力を結集して新しい命が誕生してくることに敬意を表しながら赤ちゃんの挑戦を見守ってあげること。それが本当の自然出産です。陣痛促進剤を投与し、会陰切開をしても、多くの病院ではそれを「自然分娩」と呼びます。帝王切開や麻酔を使った無痛分娩と区別して、そうではないものを自然分娩と認識しているらしいのです。

人工的に起こす陣痛

では、本来自然に始まる陣痛をなぜ病院では誘発することがあるのでしょうか。病院はリスクが高いとされる妊婦を受け入れるので、医学的に必要なこともあるでしょう。でも、どうやら理由はそれだけではないようです。

病院側が休日やスタッフの手薄な時間帯を避けたり、逆に妊婦側の都合で産みたい日を希望したりすることを計画分娩といいますが、そうした計画分娩を取り入れている病院では、陣痛促進剤を用いて人工的に陣痛を誘発しているのです。

病院勤務を経験した助産婦さんによれば、計画分娩の陣痛誘発のため陣痛促進剤を使用すると急激に陣痛が起こり、胎児も子宮も充分に準備が整っていないのに胎児の頭が降りてくることがあるそうです。すると、ホルモンが充分に分泌されていないときの会陰は伸びきることができず、切開せざるを得ないというのです。

また、「陣痛促進剤を使用した際の陣痛は、自然に起こる陣痛に比べ、急激な痛みが間断なく起こり、産婦にはかなりの苦痛がある」（前出『私たちのお産からあなたのお産へ』46頁より）ということもあるようです。すると出産後の疲労度も当然高くなります。

陣痛促進剤は、本当に必要があるときに適量用いられるのであれば有効な薬品であると聞きます。そして、その際には医師から投与する理由が説明されて、充分な管理のもとに用いられるはずです。でも、実際に陣痛促進剤による医療事故を伝える報道に接すると、すべての病院で慎重に投与されているかどうかには疑問を感じます。また、前出の『私たちのお産からあなたのお産へ』には、促進剤に関する医師の説明不足や使用されたことへの不満の声も寄せられていました。

助産院では計画分娩は行わないし、基本的には出産予定日を過ぎても様子を見ながら自然に陣痛が始まるのを待ちます。そして、必要があれば医療機関と連携を取るようになっているのです。

痛みを受け止めて

さて、次は痛みについてです。初めての妊娠中という方は、陣痛の痛みについてとくに関心が高いのではないでしょうか。脅すつもりはありませんが、たしかに陣痛の痛みはとてもとても強烈なもので、私の場合はおもに腰の周囲が痛みました。でも、それは産まれてくる赤ちゃんのために産婦が耐えなくてはならないもの。私は今そう思います。

この点については、「産婦が快適だからいい」という理屈が通りません。なぜなら、産婦に麻酔薬を投与するということは、胎児の血液中にも薬品が入るからです。そして、次の記述にあるようなことが起こり得るのです。１９２４年にノースウェスタン大学のマンデル・シャーマンとアイリーン・シャーマンが発表した研究によると、母親にかけられた麻酔が強いと新生児がいくぶんか麻痺した状態で生まれ、この麻痺状態が消えるまでには数日かかったというのです（『赤ちゃんには世界がどう見えるか』ダフニ・マウラ、チャールズ・マウラ著　吉田利子訳　草思社より）。

最近の無痛分娩は赤ちゃんに影響がないよう薬の量を調整しているとはいえ、こうした研究もなされていることを知ると、できれば麻酔薬を使うのは避けてあげたいと思います。それは、本来誕生直後の赤ちゃんは覚醒していて敏感になっていることが必要なのに、その感性が鈍るかもしれないからです。くわしくは第4章の「〝絆〟を考える」で親を認知する期間について述べているので、照らし合わせてみてください。

また、アメリカの医師や心理学者のなかには、陣痛時や分娩時に胎盤を通して運ばれた薬品が新生児の肉体や知能にさまざまな影響を及ぼすと警告している人もいます。先にあげた『赤ちゃんの目で22世紀を考える』のなかには、薬物依存になるリスクは、出産中母親に投与された薬物の種類により上昇するという研究報告がスウェーデンで公表されたことが述べられています。

また、医学的に麻酔が必要な場合を除けば、母親にとっても陣痛を経験することは意味があるのではないかと思われます。それはなぜでしょうか。

もちろん、痛みに耐えているときにはそんなことは考えられません。私は陣痛を経験し、そのあまりの痛さに圧倒されました。でも振り返ってみれば、出産後すぐに陣痛の痛みから解放されたこともあり、「もう二度と経験したくない」とは思わない自分に気づきます。

私はまず、安産教室で出産について学び、痛みを前向きに受け入れようと決心することができました。そして実際に陣痛を乗り切ることで、出産にはこれほど大きなエネルギーが必要とされ、それが身体の中からわき起こってくるという事実に驚くとともに、出産後は自分の生物としての力を使い切った達成感にひたることができました。幸いにも余計な医療処置を受けることなく、何も嫌な思いをすることもなく…。これは、これまでの経験では考えも及ばなかったほど魅力的な感覚だったのです。そしてそれは、あの陣痛のおかげで感じられたのだと、今になって思うのです。

アンケートの結果からも、のぞみ助産院で出産した多くのお母さんたちが同じように達成感を感じていたことがわかります（次頁参照）。

「出産後、自分の力で産んだ達成感がありましたか？」

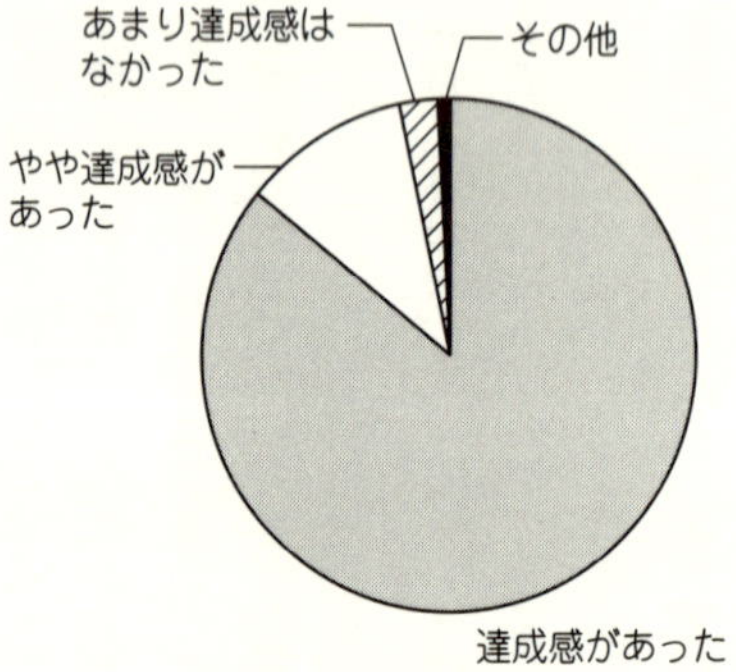

達成感があった	103人
やや達成感があった	13人
あまり達成感はなかった	3人
達成感はなかった	0人
その他	1人

〜のぞみ助産院で出産したお母さんたちへのアンケートより〜

赤ちゃんの実力

本章では「幸せな誕生」と題しながらも、ここまではおもに母親側から出産をみてきました。それは、母親が快適であることが結果的には赤ちゃんの幸せにつながると思うからです。また、妊婦の精神状態によって胎児の運動の質には変化が見られるというデータもあるそうです（旧厚生省　母子相互作用研究班　夏山英一氏発表より）。

では、このあたりで改めて赤ちゃんにとっての誕生を考えてみましょう。

母親にとっての出産と同じように、赤ちゃんにとっての誕生も命をかけた挑戦です。子宮の中で育んできた身体と遺伝子の中に組み込まれている自然の能力を発揮して、狭い狭い産道を降りて来るのですから。それはもちろん初めての経験で、子宮の中の環境とはあまりに違う世界へ飛び出して行くことにもつながります。大人が改めて赤ちゃんの立場で考えるととても勇気のいる決断であり、つい躊躇《ちゅうちょ》したくなることでもあります。それでも外へ出て行こうと決心したとき、どのようなことが起こるのでしょうか。

胎児はまず、自分で身体を丸めるようにして小さくなり骨盤入口まで下降してきます。そして骨盤の湾曲にそって回り、次に恥骨結合を回転軸にして少しずつ身体を伸ばしながら骨産道から軟産道に下降してきます。頭が娩出《べんしゅつ》した後も、もう一度体を小さくして肩が出てきやすいような姿勢をとります。

これらのことを健康な胎児は胎児一人の力でやってのけるのです。ときどきはうまく回れなかったり、どこかに引っかかってしまったりして、助産婦さんに手助けしてもらうこともあります。でも、たいていは時間をかけて待つことで無事に生まれてくるのです。

また、胎児は骨盤の間を通り抜けるときに自分の頭の骨を重ねて（いくつかに分かれているため）小さくするというような技ももちあわせています。陣痛が始まってから赤ちゃんが生まれてくるまでの時間には個人差がありますが、なかには頭を小さくすることにとても時間がかかる赤ちゃんもいるのです。つまり、それは自分の力をじっくりと懸命に使っているということです。経験を積んだ助産婦さんは、赤ちゃんの力を見守り、時間をかけて待ちます。そして、ときには手助けをし、母と子の様子を見て医療が必要とされるかどうかを判断します。

良いストレス、悪いストレス

「でも！　赤ちゃんが産道を抜けてくるときはとても苦しいのでは？」と想像している方もたくさんいらっしゃることでしょう。私もそうでした。ところが、胎児にエレクトロニック・センサーをつけて調べてみると、実際に胎児にかかる圧力は平均して1平方センチメートルあたり70グラム強で、この程度の圧力なら大人ほど苦痛には感じないだろう（前出『赤ちゃんには世界がどう見えるか』より）というのです。この表現だけではちょっとわかりにくいのですが、この本には「成人では身体をしめつけられるよりも押しひろげられるほうがつらい」（同書　48頁より）という説明もあり、なるほどと思いました。つまり、赤ちゃんが産道にいるとき、苦痛という点では産道を押しひろげられている母親が感じているものより、しめつけられている赤ちゃんが感じている苦しさの方が少ないのではないでしょうか。

そして、胎児が酸素不足かどうかは、助産婦さんが常に監視しています。

さらに、「陣痛や分娩のストレスさえも、健康な出産に役立っている。このことはノッティンガムのアンドリュー・ブーン、アンソニー・ミルナー、I・E・ホプキンの研究に見ることができる」（『赤ちゃんには世界がどう見えるか』　74頁より）とダフニ・マウラとチャールズ・マウラは言います。その内容を要約すると、①陣痛を経て産道を通り通常に生まれた赤ちゃんと、②陣痛が来る前に帝王切開で生まれた赤ちゃんと、③通常の長さの陣痛が過ぎた後帝王切開で生まれた赤ちゃんの3グループを比較したとき、陣痛を経て生まれた赤ちゃん（①、③）のほうがそうでない赤ちゃん（②）よりも生後6時間の呼吸量が多かった。さらに、手術なしで生まれた赤ちゃん（①）のほうが手術で生まれた赤ちゃん（②、③）よりも呼吸量が多かったというのです。つまり、呼吸量が最も多かったのは①で、次に③、最後が②です。

それは産道を通って生まれた赤ちゃんに施された医療処置がわずかだからであり、さらに陣痛を経た赤ちゃんは産道を押し出されてくる間、肺にあった液体の一部が押し出され、楽に呼吸ができるようになるからだろうということです。

忘れてはいけないのが同じストレスでも、自然に出産が進行するなかで感じるものと人工的に与えられてしまうものとがあることです。鉗子《かんし》や吸引器具が使われた誕生では、赤ちゃんが感じるストレスも大きくなるでしょうし、赤ちゃんの頭皮には傷がついてしまうこともあります。そうした医療行為は本当に必要な場合にのみ行われるべきで、人工的なストレスからはできるだけ赤ちゃんを守ってあげたいものです。助産院では、誕生する赤ちゃんに鉗子や吸引器具を用いた医療行為が施されることはありません。

母と子の最初の共同作業

私は赤ちゃんが生まれてくるために本来もっている力の存在を知り、さらにはそれを存分に引き出し、発揮させてあげられる場所があることを知りました。助産院と一部の病院では、妊婦の健康を充分に管理するとともに自然に陣痛が来るのを待ち、なるべく医療が介入しない出産と誕生をめざしているのです。もちろん、そこには医療が必要かどうかをあらかじめ的確に判断する力が必要となってきます。

では、そのような自然に則した出産と誕生を実現したとき、得られるものとは何でしょうか。助産院で無事に出産することができた立場から言えるのは、一つには先ほども述べた「もっている力を出し切った自分の達成感」です。そして、二つめに「子どもの力を体感できた」ことを挙げたいと思います。つまり、出産と誕生は母と子の最初の共同作業だったのです。私は、実際には夫にも助産婦さんにも助けられながら出産しましたが、苦しいところを母と子で何とか乗り切ったという感覚は後々まで残っています。

どのような出産と誕生であっても、無事に生まれた後には、子どもに対して「よく生まれてきたね。頑張ったね」と思えることでしょう。結果として医療に頼ることになっても誰も責められる必要はないし、誕生を喜ぶ気持ちに違いがあるはずはありません。

でも、健康に出産できる条件が整っていて自然に則した出産が実現したとき、母と子の共同作業だったという感覚はより強烈に感じられるような気がします。考えてみれば、子どもの力を信じて、できないところは助けられるよう見守ってもらいながら挑戦し、誕生後はその力をたたえられるなんて、子どもにとっても親にとっても幸せなことではないでしょうか。とくに、かつての私がそうだったように子どもが苦手な人の場合は…。

もちろん、無事に生まれてくれることが第一の願いですから、問題が予見されるのに医療を拒む必要はありません。自然に則した出産を望んでいても、きちんとした説明があった上で的確な医療が施されるのであれば、それを受け入れる柔軟性はもちあわせていたいものです。

ただし、出産直後の過ごし方は母と子の関係に影響を及ぼす可能性があるので、その点についてはきちんと母親としての希望を産院側に伝えておいたほうがいいでしょう。産後の過ごし方については、次の第2章で取り上げたいと思います。

第2章　母子同室の必然性

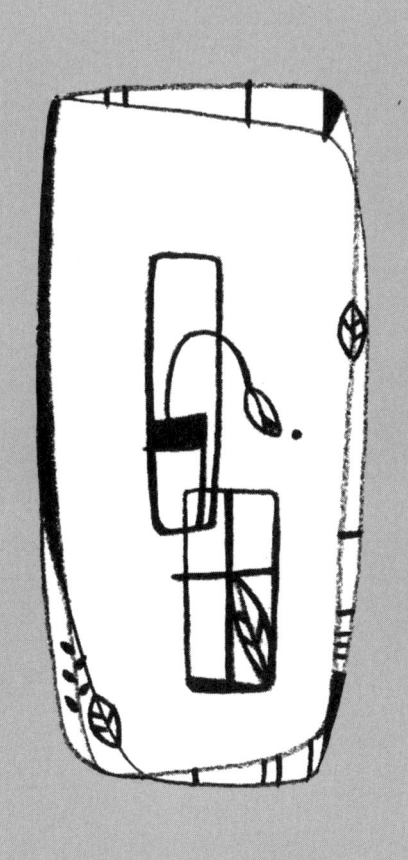

出産と誕生を無事に乗り越えた母と子は、初めて対面して新しい関係を築いていくことになります。お母さんになった人も赤ちゃんも、これまでとはまったく違う新しい生活が始まるのです。子育ての道のりは山あり谷ありですが、楽しいこともたくさんあります。では、赤ちゃんとの生活をより楽しくするために必要なものとは何でしょうか。そのひとつが出産後の時間です。

…出産後しばらくの間、母と子はなるべく離れないで一緒にいることがとても重要であるという考え方があります。その時間には母乳の分泌を確立し、母と子の関係をよりよいものにしていく可能性が秘められているのです。第2章では、出産後に母子同室で過ごした私の体験を通して、このことについて考えてみたいと思います。

また、最初から赤ちゃんと一緒にいることは母親が赤ちゃんに慣れていくのを助けるという利点があります。何か特別な理由があって離れることが必要な場合もあるかもしれませんが、入院中に赤ちゃんの世話を産院にまかせていると、家に帰ってからが大変なのです。

初めて妊婦となった女性の多くは「とにかく無事に出産すること」が大きな目標になりがちですから、その後の母子関係や母乳のことを知らされてもピンと来ないかもしれません。私もほとんど考えていませんでした。でも、出産はゴールではなくスタート地点です。なるべく多くの方に有意義な産後を過ごしていただきたいと思うので、ここから先もぜひ出産前に読んでおいてください。

メリット4 ◇ 新しい家族の時間

赤ちゃんが生まれるということは、新しい家族が誕生するということ。その輝かしい瞬間をじっくりと味わえるのが助産院のいいところの一つです。最近では、病院のなかにもそうした配慮がなされているところがあります。なぜなら、誕生の喜びをかみしめる時間が、実は親と子にとって、とても重要なものであるとわかってきたからです。

立ち会い出産について

これまでは自分のお腹の中にいた赤ちゃんが目の前に現れ、妊婦だった女性は母になります。そして、夫は子の父となります。それは紛れもない事実であるにも関わらず、妊娠中にはそれをすぐに実感できるのかどうか疑問に思う人もいるでしょう。私自身は妊娠中に「自分が親になるなんて信じられない」と思っていましたし、夫のほうでも、赤ちゃんの誕生を楽しみにしていたものの、父親としての実感がすぐにわくかどうかはわからなかったようです。

そんな二人が赤ちゃんに出会ったとき、どのように思ったのでしょうか。まず、夫は誕生の瞬間に立ち会うことで、「子どもの存在をそのまま自然に受け入れることができた」と言っています。夫側から見れば、病院の待合室で生まれるのを待っていて、看護婦さんか助産婦さんに抱かれている我が子と初めて会う、という状況よりはるかに父としての実感がわいてくる対面だったのでしょう。さらに出産後は母子同室で、いつでも子どもに会うことができ、生まれたばかりの様子を夫なりに観察できることをとても喜んでいました。

ここで立ち会い出産について振り返ってみます。夫、あるいは家族の立ち会い出産についてはさまざまな意見があるようですが、私は一緒に誕生の瞬間を迎えられたことをとてもよかったと思っています。陣痛に耐えるときに腰につかまり、力を入れる場所として横に立っていてくれたことにも感謝しています。

ただし、分娩時の姿勢が横向きだったから、夫の立ち会いを拒む気持ちにならなかったということもできます。あおむけで足を開く姿勢だったら、立ち会いを躊躇《ちゅうちょ》していたかもしれません。その後、立ち会い出産が原因の夫婦に関する問題なども起こりませんでした（立ち会い出産についての母親たちの感想は、巻末のアンケートにも寄せられています）。

こうして考えると、立ち会い出産を積極的に受け入れている助産院は、母親になる女性と赤ちゃんにとって優しく頼りになる場所であると同時に、父親になる男性にも有益であるといえるかもしれません。赤ちゃんの挑戦を見守り、誕生の感激を共有できるのですから。出産に立ち会った男性のなかには、誕生後泣いてしまう人や「人生観が変わった」と話す人もたくさんいるそうです。

さらに、上の子を出産に立ち会わせると下の子をすぐに受け入れてかわいがる例もあるといいます。アンケートでも、そうした内容の記述がいくつも見られました。新しい家族の誕生に直面することで、より自然なスタートを切ることができるのでしょう。

病院のなかにも家族の立ち会いが可能なところはあります。夫の都合や上の子の年齢、出産状況などによっても立ち会いができるかどうかは左右されますが、立ち会いが可能かどうかも産院選びの一つの項目に加えてみてはいかがでしょうか。

出産直後に感じた愛しさ

一方、母親になった私自身はというと、出産直後に子どものことを大切に思える、愛しく思えるということがとても嬉しくて、妊娠中に抱いていた漠然とした不安が消えて行くのを感じていました。そしてそう感じるのを「不思議だなぁ」とも思っていました。疲れてはいましたが、疲れより嬉しい気持ちの方が勝っていたことも覚えています。

出産後の流れとしては、しばらく赤ちゃんを胸に抱いていて、それから臍《へそ》の緒を切った後に体重を計ったり身体を拭いてもらったりします。母親側の処置が終わり、先に私だけ部屋に運んでもらって横になっていると、後から赤ちゃんが運ばれてきました。離れていたのはせいぜい5分か10分くらいでしょう。

この出産後の時間が実はとても重要であることを、私は子どもが2歳になってから知ることになりました。

ここで母親の脳が放出するホルモンについて触れましょう。子宮を収縮させる、つまり陣痛を起こすのはオキシトシンというホルモンです。このオキシトシンの放出が最大となるのは赤ちゃん誕生の直後だといいます。このオキシトシンを哺乳動物の脳に直接注入すると、その動物がたとえば雄のラットや交尾経験のない雌のラットであっても母親のように行動する傾向が見られ、子どもの面倒をみたいという必要性に駆られることがわかっている（前出『赤ちゃんの目で22世紀を考える』より）というのです。

そして、オキシトシンのレベルを最大にするには環境的な条件があり、それは暖かく、母親が没頭できてじゃまされない環境、自分の産んだ赤ちゃんを見つめ、皮膚と皮膚でぴったりくっついていることを感じる以外何もしなくてよい環境でしか起こらないということです（同書より）。

この記述を見たとき、私はつくづく出産直後に一緒にいられてよかったと思いました。生まれたばかりの赤ちゃんを抱いたことが、母親としての行動を引き出すほどの意味をもっている可能性があるなんて…。ということは、子どもに対して愛情をもって接する自信がなかった私は、出産直後に子どもと離されていたら、すぐに「この子はとても大切な存在だ」と感じることができなかったかもしれないと思えてきます。

欲を言えば、皮膚と皮膚が触れ合う抱き方ではなかったので、私のほうで服をめくればよかったかなとも思います。その点、水中出産では裸でプール（もちろん衛生的に管理されたもの）に入るので、より効果的な抱っこができるともいえます。ただし、水中出産は妊婦の状態によっては勧められない場合もあるようなので、希望するならあらかじめ助産婦さんとよく相談しておくことが必要です。

取り戻せない時間

出産直後という限られた時間に、母子関係をよりよいものにする可能性が秘められているとしたら、それを見逃すことはできません。くわしくは第4章でも紹介します。私の場合は、出産後ボーッとしたまま赤ちゃんを抱いていたら、赤ちゃんがとても愛しく思えてきたという事実があり、それが「オキシトシンの放出が最大になった」効果であるか否かを正しく判断することはできませんが、明らかに出産前とは違う母親としての感情がわいてくるのを感じました。

そうした感情の変化は多くの方に感じていただきたいし、とくに妊娠中に「子どもができることに対して不安がある」「実感がわかない」「かわいいと思えるか自信がない」などと思う方には、出産直後の時間について知っておいていただきたいのです。その時間だけをやり直すということはできないのですから。

病院では、産後すぐに赤ちゃんを新生児室へと連れて行ってしまうことがあると聞きます。母親に抱かせることもせず、赤ちゃんをチラリと見せただけで離されてしまうこともあるようです。それでは貴重な親子の時間を過ごすことはできません。

でも、東京都の日本赤十字社医療センターや神奈川県の聖マリアンナ医科大学横浜市西部病院など、なかには分娩後1時間以上も赤ちゃんを抱っこしたままでいられる病院もあります。それは正常分娩だった場合に限られますが、そうしていると、赤ちゃんが自分で乳首を探して吸おうとする行動が見られることもあるそうです。そして、その行動は一度母子を離してからでは決して見られないといいます。

哺乳類の母子は離れない

助産院は原則として出産直後から母子同室です。それに対し病院には、母子同室、母子別室、何日以降は同室、希望により同室が可能、というようなシステムの違いが存在します。助産院で母子同室を経験した者としては、病院を選ぶときは同室であることを一つの選択基準としてお勧めしたいと思います。母子同室には、母親としての実感、母乳の分泌、赤ちゃんの扱いに慣れることなど、得られるものが多いと感じるからです。

別室ではそれらを得られないということではありませんが、出産後赤ちゃんと離され退院するまで別々に過ごすことが、人によってはデメリットになる場合もあるのです。

また、母子同室にしてさえいればよいとはいえず、充分なケアがなされていなければ、母子関係を円滑にスタートさせられないことさえ生じてしまいます。そうした意味において、産院の役割はただ出産を介助すればいいというものではなくなってきているのです。

日本では、まだまだ母子別室を採用している病院が多いのですが、それはなぜでしょう。病院側の説明としては「出産の疲労を癒してもらうため」とか「赤ちゃんの感染予防のため」などという内容が多いようです。

疲労については、母親と赤ちゃんの力を充分に使って出産を終えた後に、赤ちゃんの顔を見ていたくないと思うほど疲れてしまうのは、まれなことではないかと思います。むやみに陣痛促進剤を用いたことによって急激な陣痛に耐えなくてはならなかったり、会陰切開の傷口がとても痛むといった場合は疲労度も増すのではないでしょうか。さまざまな医療介入が実は出産後の母親の体力をも奪っているかもしれないのです。

「出産後の疲労感は？」

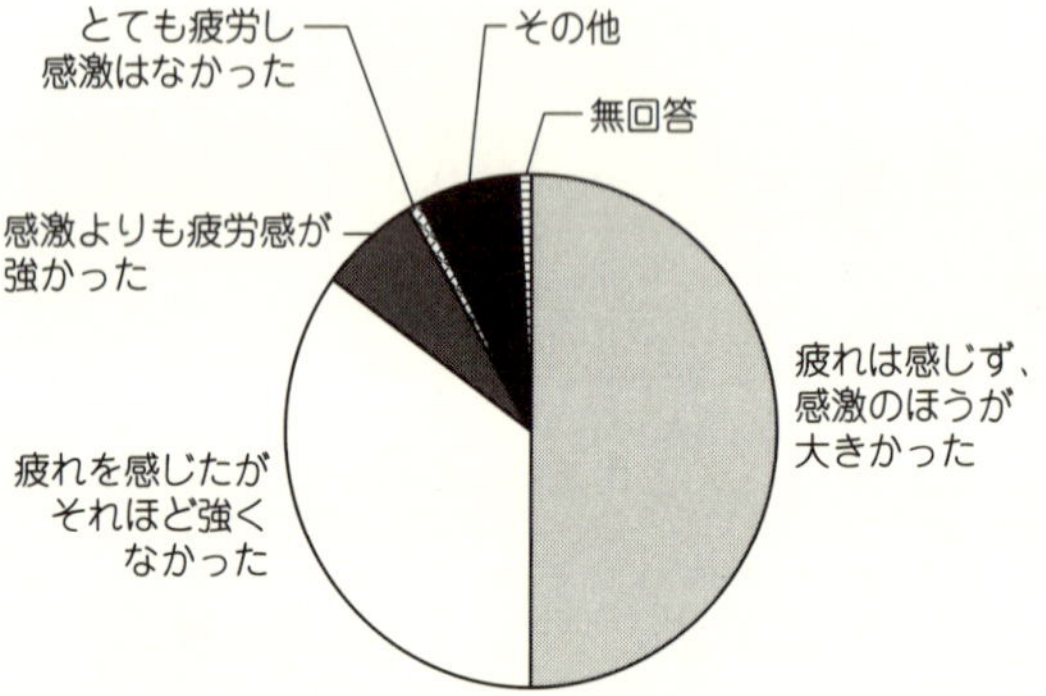

疲れは感じず、感激のほうが大きかった	60人
疲れを感じたがそれほど強くなかった	42人
感激よりも疲労感が強かった	8人
とても疲労し感激はなかった	1人
その他	8人
無回答	1人

～のぞみ助産院で出産したお母さんたちへのアンケートより～

もちろん、陣痛の長さにも疲労度にも個人差がありますから、医療介入がなくてもとても疲れてしまって何もしたくないという状態の方もいるかもしれません。のぞみ助産院でも「疲れたので赤ちゃんを預かってください」という申し出があったこともあり、そのときは鈴木院長が添い寝をして預かったそうです。その場合でも出産直後は親子で一緒に過ごしています。

一方、病気などの理由があって出産時に医療行為を受けなくてはならない場合、当然身体の負担も大きくなります。それでも、母子同室の病院では、母親の回復具合を見ながらできるだけ早い時期に同室にできるようにしたり、なるべく母と子が会えるようにしたりという配慮があるようです。

次に感染についてですが、母親と一緒にいたからといって感染症になった赤ちゃんなど、のぞみ助産院にはいません。むしろ、すぐに初乳をあげられることで赤ちゃんの免疫力を高めてあげられます。初乳には高濃度の抗菌物質が含まれているのです。

現在も、とくに大きな病院では産科以外からの感染を恐れたり、勤務している助産婦や看護婦の仕事量が増えるのではないかという声が上がったり、とにかく別室から同室へとシステムを変えることに対して病院内からさまざまな拒否反応があるようです。

でも事実は逆で、新生児室における集団感染が報道されたりもしているし、システムを変えた病院内の助産婦からは「母子同室にしてよかった」という声が聞こえてきます。母子同室のよさは確実に浸透してきており、このごろでは規模の大きな病院も含めて、少しずつ母子同室を取り入れている病院は増えているようです。

…それにしても、こうしてシステムとして同室か別室か選択するということを書いていると、選択すること自体がとてもおかしなことのようにも思えてきます。出産後、わが子を置いてどこかへ行ってしまう動物などいるでしょうか？　卵で子どもを産む生物にはそうした例もありますが、少なくとも哺乳類では母と子が離れるなんて考えられません。

人間には幸い天敵は存在しないし、出産後すぐに他人に赤ちゃんをゆだねても、きちんと世話はしてもらえます。でも、それは母親や生まれたばかりの赤ちゃんに何らかのトラブルが生じた場合に限って必要なことではないでしょうか。

私たち夫婦も、自分たちの子どもをもつまでは、病院に新生児室が設けられていることをとくに疑問視していたわけではないのです。それが、生まれたばかりの赤ちゃんとずっと一緒に過ごすという経験をしてみて、これが一番自然で当然のことだと実感するようになりました。

初日の幸福感と安らぎ

では、実際に母子同室の入院生活とはどのようなものだったのでしょうか。

私が入院した部屋は和室で、先に入院していた方としばらく2人で独占することとなりました（赤ちゃんを入れると4人です）。他に、ベッドが置いてある部屋もあります。

最初に行うのは、赤ちゃんに初乳を飲ませること。出産後30分以内に初乳を飲ませることは私も知っていたのですが、自分から飲ませたというよりは、助産婦さんが横になったままの私の胸まで赤ちゃんを持ってきてくれたという感じです。初乳がちゃんと出ているのかよくわかりませんでしたが、「少し吸ったかな」という感覚は残っています。

助産婦さんがすでに赤ちゃんに産着を着せてくれており、さらにタオルを使って身体を包み込み、その上から毛布を掛けてくれます。寒い季節ではなかったのですが、２６９０グラムと少々小さめのわが子には湯たんぽが必要との判断で、足元から少し離れたところに置いてくれました。そして、赤ちゃんと一つの布団で一緒に横になります。そのことも、私は自然に受け入れられ、いつでも好きなときに顔を見たり触ったりできることを嬉しく思いました。隣で寝ていてつぶしてしまわないか、という不安もすぐになくなります。

夫も一緒に赤ちゃんを見ていて「髪がけっこう多いね」とか「頭がこんなに長細くて大丈夫かな」など、いろいろな感想を話しています。頭の形については出てきやすいように赤ちゃんが頭を小さくした結果で、それは次第に直っていくのですから、赤ちゃんの身体は本当に偉大です。

赤ちゃんが生まれた当日は、力を使い果たした身体を休めながら赤ちゃんの顔を見ているだけ、という幸福な時間を味わうことができます。幸い、私たち母子ともに産後の問題はないようで、助産婦さんが「お腹が空いているなら何か持ってきましょうか」と声をかけてくれました。私はそのとき初めて空腹に気づき、紅茶とびわのゼリーをいただいたのですが、そのおいしさは今でも忘れません。

特別な味覚ではないのに印象が鮮烈なのは、助産婦さんの心遣いで安らいでおり、陣痛を乗り越えたことへのご褒美のようにも感じられたからでしょう。傍らには生まれたばかりのわが子と夫…。その後の苦難の日々など知らないあの穏やかな時間を、ぜひ、〝これから〟の方はゆっくり楽しんでいただきたいと思います。

また、私は赤ちゃんの顔を見ていることがこんなに楽しいとは夢にも思っていなかったので、初日からそのこと自体に驚いていました。そして「私にも子どものことをこんな風にかわいいと思えるのだ」と知って、ホッとすることができたのです。

その晩私は身体が疲れているもののずっと興奮していて、あまり眠ることができませんでした。助産婦さんに「ゆっくり眠れるのは今日だけだから」と言われても、その意味がよくわからず、無理に眠ろうとも思いませんでした。ところが、本当にその後は眠りたくても眠れなくなるのです。

メリット５◇母乳の確立

ほとんどの女性は産後、母乳を分泌します。でも、現代の産院状況のなかでは、放っておくと出なくなってしまうこともあります。母親が赤ちゃんにおっぱいをあげるためには必要なことがいくつかあり、母子同室であれば、その条件が満たしやすくなるのです。

母乳分泌の条件

出産の翌日からは、おっぱいをあげることに挑戦する日々が始まります。私も子どもも授乳に慣れていないため、なかなかうまくいかずに苦労しました。でも、助産婦さんが赤ちゃんにおっぱいを含ませるときの注意とか母親の姿勢などを丁寧に教えてくれて、少しずつですが慣れていきます。片方のおっぱいを長い時間続けずにもう片方に換えることを繰り返すとか、母乳が確立するまでに水分が必要な場合は、どのくらいの量をどうやって与えるとか、そうした細かい指示もあり、とにかく言われたことを懸命にやっているという状態でした。

そもそも、私の小さな胸から赤ちゃんを育てるために充分な母乳が出るなどとは誰も思っていなかったのです。私も、夫も、夫の母も、私の父母も…。それが、赤ちゃんにたびたび吸わせるという刺激によって、だんだん分泌してきます。乳房の大きさと母乳の分泌の良し悪しは関係がなかったのです。

たいてい出産後2、3日はあまり出ないものらしく、助産婦さんは悠然と構えています。私もあせることなどなく、ただ赤ちゃんが泣いたらおっぱいを含ませるということを続けていました。すると、3日目の夕方ごろだったでしょうか。鈴木院長が私のおっぱいの様子を見に来てマッサージしてくれたとき、噴水のように上に向かって噴き出たのです。

そのビジュアル効果は抜群で、それまでどのくらい出ているのかわからなかったのですが「私のおっぱいもこんなに出るんだ」と、自信をもてるようになりました。本当はまだ母乳の分泌が充分ではなかったのだろうと思います。でも、自信をなくすようなことは一言も言われなかったし、気分的にはいつもリラックスしていました。

では、母乳を分泌するために必要なこととは何でしょうか。鍵を握っているのは脳下垂体から分泌されるプロラクチンというホルモンです。その物質が乳汁分泌の開始を促すのですが、それは早期に授乳するほど、そして赤ちゃんがおっぱいを吸えば吸うほど多量に分泌されるといいます。このとき、母親に不安や痛みがあると分泌量は減少してしまうのです（『母乳哺育　おかあさんたちとのQ&A』デリック・ルエリン－ジョーンズ著　竹内正七監訳　関塚正昭訳　西村書店より）。

また、母乳をシュッと出させるために働くホルモンがオキシトシンであり、やはり精神的な影響で抑制されることもあるようです。いずれにしてもリラックスしている状態が授乳するためには必要なのですが、同時に「赤ちゃんの甘い匂いをかぐとプロラクチンが多く分泌されるし、赤ちゃんの顔を見ているだけでもオキシトシンが分泌される」（『母乳は愛のメッセージ』山内逸郎著　山陽新聞社より）ともいわれています。

ホルモンの働きは出産直後に終了してしまうのではなく、その後も母と子の関係に影響を及ぼすのです。そして、入院生活で赤ちゃんと一緒に過ごすことには、授乳に必要なホルモンの分泌を促すという重要な意味があったのです。私も入院中に「この子はなんて甘いよい匂いがするのだろう」とたびたび思ったことを思い出します。その匂いをかぐたびに何とも安らいで、よい気持ちになったものです。

母乳分泌を妨げるもの

では、母子別室の場合はどのように授乳に取り組むのでしょうか。たいていは、授乳時間が決められていてこちらから出向き、「時間が来たからもうやめてください」などと言われてしまうようです。これでは、授乳に慣れていない母親と赤ちゃんはなかなか上手になれないし、乳首への刺激が少ないとプロラクチンの分泌が減ってしまいます。病院で出産した方のなかには入院中に母乳の出が悪いと判断されて、人工のミルクを与えたという方もいらっしゃると思いますが、吸われる刺激をなくしてしまうのは逆効果で、せっかく出ていた母乳が止まってしまうことにもなりかねないのです。

さらに一部の病院では「あなたのおっぱいでは母乳は無理」などと言われることもあるようですが、新米の母親に対してそうした心ない言葉が平気で使われるような環境のなかでは、出るはずの母乳が出なくなってしまうこともあります。

ただし、母乳に関してはやり直しができるので、一度人工のミルクになってしまってからでも、また母乳だけに戻ることも可能です。助産院の多くは母乳に関するケアが徹底しており、病院で出産した後おっぱいのことで悩みが生じた場合でも、相談に乗ってくれるところもあります。のぞみ助産院もその一つで、ここではおっぱいに関することを何でも質問できます。そして、よりよいおっぱいを出すためのマッサージをするとともに、食事のアドバイス、乳腺炎になってしまったときの対処法などを細かく教えてくれます。

それから、病院で出産した場合の授乳についてよく語られることのなかには「会陰切開の跡が痛み、座るのもつらかったのでおっぱいをあげることが苦痛だった」という内容の発言があります。初めての授乳はただでさえ緊張するし、なかなかうまくいかないのに、自分の身体に耐えられないほどの痛みが残っていては余計に苦労するでしょう。私の場合は少し亀裂が生じただけだったので、穴の空いたドーナツ座布団を使えば座っているのも耐えられないほど痛いということはなかったし、3日目には普通の座布団でも痛みを感じなくなりました。

入院中の楽しみの一つである食事の時間にも、座れないほど痛みが残っていたのでは楽しさが半減してしまいます。

おいしくて有効な食事

ここで、のぞみ助産院の食事について紹介しましょう。ご飯を中心とした和食のメニューが多く、おもに魚と野菜、海草などがバランスよく調理されています。組み合わせや味付けにはいつも工夫が施されていました。この食事は専門のスタッフの方が作ってくださるのですが、とてもおいしくて、今思い出しても入院中の食事時間はとても幸せだったなぁと思います。

和食が中心ということに私自身は何も抵抗がなかったのですが、それでは物足りないと思う方もいるかもしれません。でも、産後の身体には和食が最適なのです。おっぱいは血液からつくられているのだから、食物が影響してくるのです。

よく「おっぱいを出すためにはお餅を食べるとよい」「牛乳がよい」「カロリーの高いものを」

などと言われるのを耳にします。これは、戦後の食糧難の時代に出産したばかりの女性にはカロリーの摂取量が足りていない人もいたので、こうした食物が効果的だったという説が現代においても生きているかららしいのです。つまり、これもまやかしの一つだったというわけです。現代人が普通に食事をしていればカロリーの摂取量が足りなくなることなどないのですから。

むしろ、おっぱいのためにはカロリーの高い油分の多いものや甘いものはとらない方がよく、そうしたものを食べ過ぎるとおっぱいの生産量が赤ちゃんの飲む量より多くなって、おっぱいがたまってしまったり、濃いおっぱいになって途中で詰まったりしてしまうのです。実際に、私もお餅を食べておっぱいの調子が悪くなったこともあります。そして、アンケート結果でも多くの方が「母親の食事によって母乳の質が変わることを実感した」と答えています。

とくに、産後数日間は母乳の分泌が確立する大切な時期ですから、最初からトラブルを抱え込まないように食物にも充分な配慮がなされている産院が望ましいのです。

メリット6 ◇ 赤ちゃんに慣れる

最初から赤ちゃんを扱うことに慣れている人なんていないし、何をするにもぎこちなくて当然。出産を終えて赤ちゃんに向かい合うとき、またしても頼りになるのが助産婦さんです。入院中にいろいろなことを教わり、赤ちゃんとの生活を始めるための練習をしておけば、退院後に驚くこともありません。

何でも質問できる雰囲気

最近の女性は赤ちゃんに接する機会が少ないので、「初めて抱くのが自分の赤ちゃん」というケースも多く、赤ちゃんに慣れていない母親が増えているといわれています。たしかに、さまざまな社会状況からそのようなことが起きているようです。私の場合も、すでに子どもがいる友人がいたので数人の赤ちゃんに接したことはありましたが、赤ちゃんに慣れているとはいえず、抱くのはとても恐いことでした。そうした現代の女性たちが初めて母親になったとき、不安に思うことはたくさんあります。

まず、無事に誕生してきた生命力をもっているとはいえ、その小さな身体はとてもはかないもののようにも思えてしまいます。やはり、自分の子どもであっても抱っこするのはなんだか恐いのです。それが、赤ちゃんと一緒に横になり、泣くたびにおっぱいを含ませ、顔を見ていることを繰り返していくうちに、恐いという気持ちは薄らいでいきます。

また、赤ちゃんの扱いについてわからないことがあったら、オムツの当て方や産着の着せ方など細かいことでも助産婦さんに質問すればいいのです。赤ちゃんに何か変化があればすぐに相談することもできます。母子別室で過ごした経験のある人は「心配事があってもすぐに聞けなかった」という感想をもつことがあるようです。

のぞみ助産院ではたびたび助産婦さんが来てくれるので、こちらから話しかけることをためうような雰囲気はありません（もちろん、他の方への対応で忙しそうなときもありますが）。しかも助産婦さんたちはみんな話し上手で、ときには一つの質問から母と子にとって何が大切か、父親の役割は、ということまで話が広がります。私はこうした時間のなかで、ほとんど知らなかった母乳について自然に学ぶことになりました。そして、母乳にとくにこだわっていなかった私が、退院するころには「できるだけ母乳のみで頑張ってみよう！」と思うようになっていたのです。

退院後のギャップが少ない

母子同室では、母親になったばかりの女性に負担がかかる。そうした理由で母子別室を採用している病院もあります。踏み込んで考えれば母子同室にすることで不満を言われるのを逃れるため、ととらえることもできます。実際に妊婦の側にも、「産後は別室で身体を休めるもの」と思っている人も存在するのですから。

先ほど産後の疲労については触れましたが、入院中に赤ちゃんの世話から開放してあげることも、病院の役目だと考えているところもあるようなのです。では、赤ちゃんの世話とは具体的にどのようなことでしょうか。

やはり一番大切なのは、授乳をすること。そしてオムツを交換すること。産着が汚れたら着せ替えること。あとは、体調に変化がないかどうかを気にしておくこと。赤ちゃんが泣いていないときは、ただ横になって休んでいられるのです。もちろん、体調がよければ赤ちゃんを抱っこしたり、触ったりできます。沐浴も助産婦さんが行ってくれるし、枕もとにあるオムツやお尻ふきは助産院のスタッフが必要な分だけ補充してくれます。オムツは布オムツで、もちろん洗濯もしてくれます。

こうして書き出すと、それほどめまぐるしいことにはならないと感じてもらえるのではないでしょうか。たしかに赤ちゃんはよく泣きますが、「こうすれば泣き止む」ということが自然に覚えられるし、同時に泣き止むことが嬉しく思えます。そして、たとえば母乳を飲んで満足したあと、眠らずに目を開けている様子を見ることもできるようになります。

私は赤ちゃんの顔を見ながら「新生児もこんなにいろいろな表情をするのだ」と感心することがたびたびありました。また、窓に木の葉の陰がちらちら映っていると、そちらをじっと見たりするのです。そうした赤ちゃんの様子は、別室にいては知ることができません。

そして、母子同室で赤ちゃんに対して行う世話の内容は、退院して家で過ごすようになったからといって変化することはありません。たとえば、大変だと思っていたことも、そのまま同じように大変さが続きます。一方、入院中に病院が赤ちゃんの世話をしてくれていると、退院して一から始めることになるので戸惑うこともあるし、楽をしていた入院生活とのギャップが余計に赤ちゃんの世話を大変に思わせることもあるのです。

「赤ちゃんがこんなに泣くなんて退院するまで知らなかった」。これは母子別室を経験した人の多くがもつ感想です。夜中に赤ちゃんが何度も泣いて、なかなかぐっすりと眠れないのはやはりつらいもの。でも、入院中から夜中も赤ちゃんが泣くことを知っていれば、退院後もそういうものだと思うことができます。

たしかに、寝不足は産後の女性にとって「育児は大変だ」と思ってしまう原因の一つです。私も産後から慢性的な寝不足になっていて、暇があれば眠りたいと思っていました。立ち上がると軽いめまいが起きてフラフラします。でも、昼間赤ちゃんが眠ったときに一緒に眠れば、つらさは軽減するのです。そして、赤ちゃんのそばにいて顔を見ていることで気持ちが安らぎます。

ただ、私の場合は昼寝をしようとしたときに物音や人の気配で目が覚めてしまい、寝不足が解消できない日もありました。退院すれば、食事のしたくや洗濯をしなくてはならなくなるので母子同室の入院中よりは忙しくなりますが、昼寝は充分にできます。その点では入院中より楽になったとさえいえるので、退院後に「入院中よりこんなにつらいなんて…」とギャップを感じることはありませんでした。もちろん、初産であればとくに家事は必要最低限にとどめ、無理をしないでいられる環境であることが必要ですが。

同室でつらかったこと

それにしても、赤ちゃんは何時間か眠るときちんと起きては泣くという事実に、新米の母親はまず驚きます。そして、ほとんどの場合、おっぱいを含ませていれば泣き止むということにも感心します。たいていは、夜中に起きても授乳すれば赤ちゃんは再び眠るのです。でも、私の場合はすべてがうまくいっていたわけではありません。同室においてつらかったこともしっかりお伝えしましょう。

小さめに生まれた私の子どもは吸う力が弱いため、自分が欲しい分だけきちんと飲むことができずに、満足する前に疲れて眠ってしまうことがあるのです。そこで布団に寝かせようとすると目を覚まして泣く。またおっぱいの繰り返し。再び眠るまでに長い時間がかかることが一晩に一度は必ずありました。赤ちゃんが満足しないという精神的な痛みと寝不足による肉体的な苦痛。それらが、私にとってとてもつらいことでした。

でも、そのつらさを私は同室のTさんに話すことで「私だけではない」と認識することができました。Tさんの赤ちゃんもやはり夜中に目を覚まして泣きます。授乳してすぐに泣き止むこともあれば、しばらく泣き続けることもあったようです。「あったよう」と書いたのは、そのことを後で聞いたからで、私は赤ちゃんの泣き声で一度目を覚ましても、隣の赤ちゃんだとわかればすぐにまた眠ることができたのです。それはTさんも同じだったとわかりました。

後に、赤ちゃんの睡眠にも個人差があり、それほど睡眠不足にならない人もいることや、他の赤ちゃんの泣き声でも眠れなくなることがあると知りましたが、自分たち母子以外の様子がわかる相部屋は私にとってとても有意義でした。

もちろん、それは相性にも左右されることなので、一概に相部屋がよいとは言えません。相部屋ではちょっと…という方は、個室を設けている産院を探してみてはいかがでしょうか。

改めて母子同室の入院生活を振り返ってみると、このようにたしかにつらいこともありました。それでも、赤ちゃんは新生児室にいて決められた時間にしか会えなくて、夜中にどれだけ泣いているかもわからない。さらには赤ちゃんの父、祖父母になった者でもガラス越しの対面しかできないという状況より、断然よかったと思っています。

新生児を見守る目

こうして産後の母子同室を満喫できた私ですが、おっぱいをあげることにもようやく慣れてきて、いよいよ明日には退院という日。少し気になることが起きました。新生児黄疸がひどいので、様子を見るというのです。新生児黄疸はたいてい自然に治るものですが、新米の母親としては不安がつのります。結局は、翌日の検査で心配なしと判断され、無事に退院できました。助産院では新生児に何らかの治療が必要とみなされた場合は、一時的に病院へ運ぶこともあるそうです。

出産後、初めて母親として動揺した一件でしたが、助産院には新生児の健康をしっかり見極める体制も整えられている。私は結果的にそうした面も知ることになりました。さらには、退院後すぐに院長から電話をもらい「様子はどうですか」と聞いてもらったことで、退院してからも助産院は頼れる存在であることがわかったのです。

妊娠中から親身になって話を聞いてもらうことができ、出産では頼もしい手助けを、入院中には温かいケアを受けることができた助産院。私は「とてもお世話になった助産院とのつながりは退院の日までなのだろう」と思っていました。だから、退院の日が近づくと何だか名残惜しいような気持ちでいたのです。

ところが、助産院とのつながりにはまだまだ続きがありました。私は自然に則した出産と母子同室に大きな満足感を得て、改めてのぞみ助産院を訪れて取材したいと考えてはいましたが、それだけではありません。母としての新しい生活が始まったばかりの私は、まだまだ助産院に助けてもらう必要があったのです。そして、本当はもっと早く仕事を再開したいと思っていたものの、実際に取りかかるまでにはずいぶん時間がかかりました。それは母乳による育児の魅力を知ってしまったからなのです…。

第3章　できるだけ母乳を！

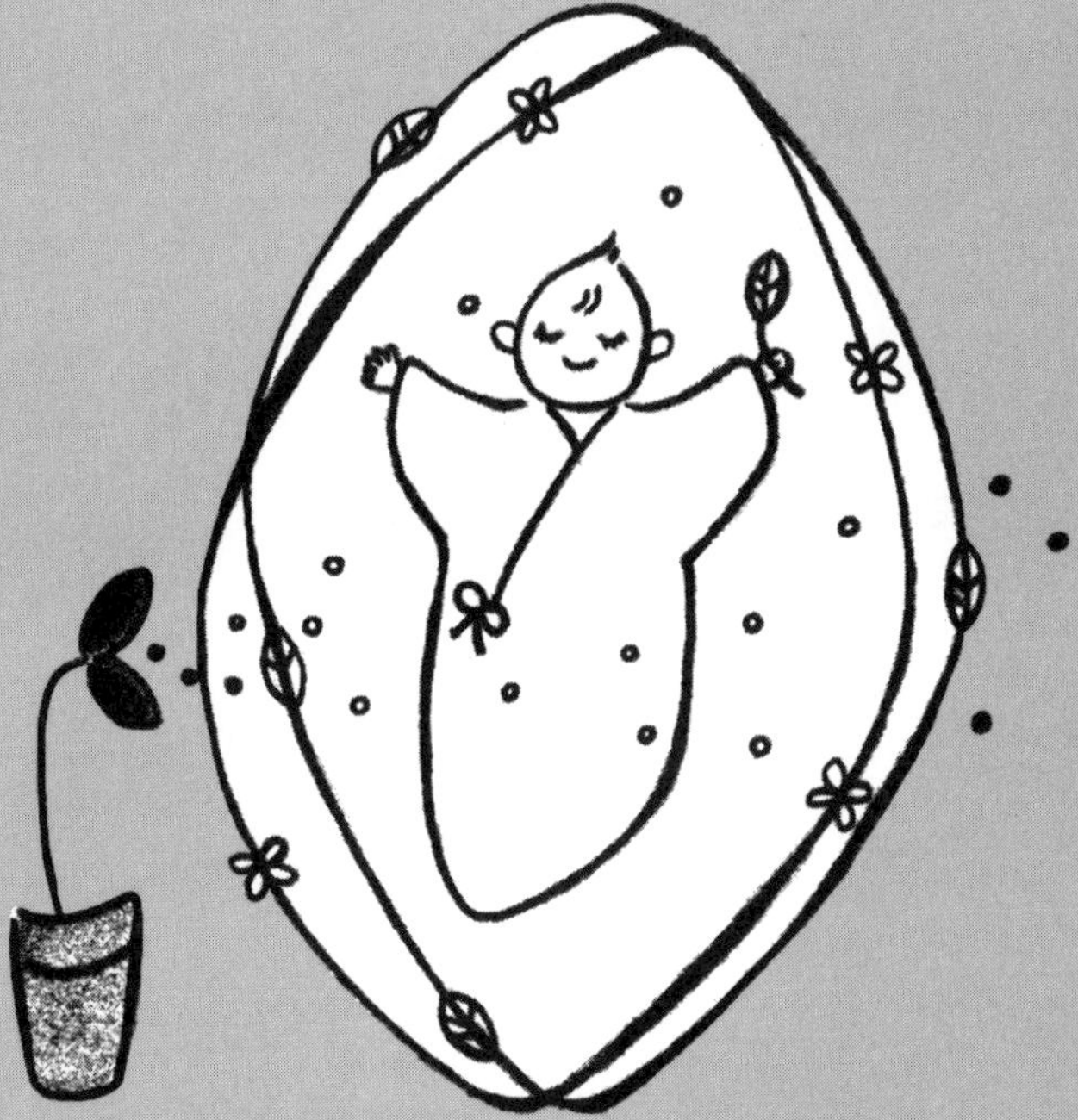

赤ちゃんを育てるために必要なもの——それはいろいろありますが、まず母親が思いつくのは食糧でしょう。新生児に何を与えるのか…。今は、選択肢は一つではなく場合によってはミルクも選べるという時代になっています。でも、何がよいのかと考えるとき、誰もが正しい情報を得たいと思うはずです。結論からいえば、やはりヒトにはヒトの母乳を与えることが最も望ましいのです。

「母乳がよいということは知っていても、自分は母乳を与えられるかどうかわからない」という人や「実際に母乳にチャレンジしたけれど続かなかった」という人もいるでしょう。でも、どうぞむやみに心配したりあきらめたりしないでください。母乳を与え続けられるかどうかは、産院が母親個人の力をどれだけ引き出せるかどうかに左右されるのです。

私自身はといえば、妊娠中から母乳についてくわしく知っていたわけではなく「できることなら赤ちゃんには母乳をあげたいけれど、きっとミルクを足すことになるだろう」と思っていました。そんな私が、結果的にはさまざまなサポートを受けながら母乳を与え続けることができた。その事実と、ときには大変な思いもしたこと、サポートの内容、そして断乳を終えたあとで改めて知った母乳の力をここで紹介していきます。

この章では全般的に母乳の素晴らしさを強調していますが、人工のミルクそのものを否定するつもりはありません。本当に必要なときには利用すればいいのです。

母乳のよさや授乳を続けるために必要な条件は、残念ながらまだ一般的に広く知られていません。ですから、一人の母親の立場で改めてそのことを直接妊婦さんにお知らせするとともに、母乳のことをしっかり認識している産院を選ぶと親子にとってどのような利点があるか、ということも伝えていければと思っています。

メリット7　◇　哺乳類の子育て

「赤ちゃんには人工のミルクを与えるもの」という一般的な考え方に疑問をもつことから、母乳への取り組みは始まります。母乳を与え続けることで、私は自分が哺乳類であることを自覚できるようになりました。助産婦さんのアドバイスに従い、身体が本来もっている機能を引き出せば、哺乳ビンはいらないのです。

定着しているミルクのイメージ

「赤ちゃんを育てる」ということをイメージするとき、どのような光景が思い浮かびますか？　抱っこしているところ、あやしているところ、オムツを換えるところ、そして、授乳するところ…。授乳のシーンにはおっぱいではなくて、哺乳ビンでミルクを与えるところが頭に浮かびませんか？以前は私もそうでした。街中でもテレビでも、よく見かけるのは哺乳ビンをくわえた赤ちゃん。雑誌やパンフレットに赤ちゃんのイラストが描かれるときも、たいていは一緒に哺乳ビンが描かれていて構図のバランスをとっています。哺乳ビンのみのイラストや写真が赤ちゃんを連想させることもあります。

このように、視覚的にミルクと赤ちゃんはセットになり、いつのまにか頭の中に刷り込まれているのかもしれません。日本の育児にミルクが定着したのはいつごろからなのでしょうか？

人工の粉ミルクは昭和30年代半ばにはほぼ現代と同じタイプの製品ができ、次第に普及していきました。当時の粉ミルクの広告には「赤ん坊審査会で表彰を受けた」という言葉が登場し、身体の発育の点では母乳栄養より優れる場合もありうるということが強調されていたようです（『子育ての社会史』横山浩司著　勁草書房より）。

実際に昭和30年代後半に生まれた私自身もミルクを飲んで育ちました。母乳とミルクを両方与えられる、いわゆる混合栄養児です。また、同じ時代に生まれた友人たちの多くは、自分の赤ちゃんを混合栄養で育てています。そうした情報によって、私は「自分もきっとミルクを足すことになるのだろう」と漠然と思っていました。安産教室を受講してから、助産院では母乳を勧めると知ったものの、自分にもできるとは思えなかったのです。

ところが、のぞみ助産院で出産した後、「ミルクを与えるのは当然のこと」という考え方はどこかおかしいのではないか、そう思うようになりました。

赤ちゃんはウシの子？

最初にインパクトを受けたのは、おっぱいの様子を見てもらうときに助産婦である鈴木院長が「赤ちゃんはウシの子どもじゃないんだから」と話すのを聞いたとき。これまで自分にかかっていたイメージの魔法が解けたような感じさえしたのです。

「そうか。人工の粉ミルクは、牛乳から作られているのだった。ヒトの赤ちゃんは本来ヒトの母乳で育つはず…」

私はこれまで、赤ちゃんとミルクが頭の中でつながることに何の疑問ももっていなかったのに、急にミルクに拒否反応を覚えました。そして「母乳は出ればラッキー」から「基本的に母乳は出るもので、ミルクはあくまでも代用品」へと認識が変わっていったのです。

一部の産科医などには、「昔に比べて現代の女性は母乳が出にくくなっている」という見解をもつ人もいるようですが、のぞみ助産院では「最近は出すぎている人が多く、母乳が出ない人はほとんどいない」と言います。それはなぜでしょう。条件が整えば、誰でも哺乳類としての力を発揮するチャンスに恵まれるからです。つまり、適切な指示があればほとんどの人は母乳を分泌することができるのです。

それでも、結果的に母乳を与えられなかった場合には、堂々と粉ミルクを活用すればいいのではないでしょうか。

母乳が出る、続くポイント

第2章でも母乳分泌の条件はお伝えしましたが、ここで改めて、新米の母親が出産後に実行する「充分な母乳分泌のために必要なこと」をあげてみましょう。ポイントは五つです。①出産後30分以内に赤ちゃんに乳首を吸わせること ②しばらくは赤ちゃんが要求したときはいつでも与えること ③哺乳ビンは使わないこと ④油や脂肪、甘いものの食べ過ぎに気をつけること ⑤リラックスを心がけること。

哺乳ビンを使わないのは、どちらかといえば哺乳ビンから飲むほうが労力を使わずにすむため、赤ちゃんが母親の乳首から母乳を飲むのを嫌がることもあるからです。母乳の分泌が確立するまでの代用品として水分を与えるときや、搾《しぼ》った母乳を与えるときは、スプーンを使います。

…もちろん、これらは助産婦さんのきめ細かなアドバイスや困ったときのフォローがなければなかなか実行できることではありません。のぞみ助産院では、赤ちゃんと母親の様子を見ながらときにはさまざまな手助けをして、母乳による育児を応援してくれます。

そしてその結果、約20年の間にのぞみ助産院で出産し母乳指導を受けた人で、退院後にミルクを足さざるを得なかったのは、わずかに数例。激しいスポーツなどにより胸の筋肉を使う機会が多かった方などは出にくいこともあるようですが、その場合も次第に分泌するといいます。これまで私が生活する範囲で認識していた「混合栄養が最も多い」という情報が、ここでは全く当てはまりません。


一方、母子別室を採用している病院では、前述の五つのポイントを実行したくても、無理があるとおわかりいただけるでしょうか。第一に離れていては、赤ちゃんがいつ要求しているのかがわかりません。母乳の代用品を与えるときも様子を見ながら慎重に行われるのであればいいのですが、どの赤ちゃんにも時間を決めて、いっせいに哺乳ビンで与えているという話もよく聞きます。それでは、母親が母乳をあげたいと思っていてもうまくいかないことがあるのです。それは、決して母親の責任ではありません。

逆に母乳を勧めている病院では、赤ちゃんに異常がない限り代用品は一切与えない方針のところもあります。また、帝王切開などを受けた際には、回復具合を見ながらできるだけ早く授乳できるようにと配慮されているようです。退院時に粉ミルクがプレゼントされる病院も多いと聞きますが、母乳派の病院ではそれもありません。

次に、母乳が出るようになったら、続けるために必要なことを二つあげましょう。一つは赤ちゃんがおっぱいを要求するリズムが整ってきたならば、授乳の間隔をあまり空け過ぎないこと。目安はおよそ2時間半から3時間くらいです。この数字は誤解を招きやすいのですが、最初からこの間隔で与えるということではありません。最初は赤ちゃんが要求するたびに与えます。授乳の間隔は次第に空くようになるのです。

二つめは、なるべく油や脂肪、糖分の多い食品はとらないこと。絶対に食べてはいけないのではなく、取り過ぎないように気をつけるのです。

どちらのポイントも、おっぱいの調子が悪くなることを避けるためのもので、固くなったり痛くなったりしないように予防する手段でもあります。調子が悪くなれば、母乳がたまり、分泌が滞《とどこお》ってしまうのです。そして次第に出なくなるということも起きてしまいます。ただし、二つのポイントによる影響を受けやすいか否かには個人差もあるので、どちらも「こうしなければ」ととらわれ過ぎずに、自分なりに様子を見ながら試してみてください。

ヒトの乳とウシの乳

それでは、「母乳のよさ」とは一体何でしょうか。母乳を続けることでどのようなメリットがあるのか、まずは、母乳の成分と人工乳の主原料となる牛乳の成分を比べることから始めてみましょう。

哺乳類はどの動物も自分の母乳で子どもを育てます。その母乳は動物によって異なっており、極端な例をあげるとアザラシに牛乳を飲ませているとやがて死んでしまうそうです。それは、動物の生態によって必要な乳の組成が大きく違うからです（前出『母乳は愛のメッセージ』より）。

ヒトとウシはどう違うのでしょうか。ヒトの乳とウシの乳ではとくにたんぱく質の含有量に差があります。さらに、たんぱく質はカゼインと乳清から成っていますが、ヒトの乳に比べてウシの乳はカゼインが多く乳清が少ないのです。カゼインは赤ちゃんにとって吸収されにくく、乳清は吸収されやすくなっています。また、乳糖という成分がウシの乳よりヒトの乳に多く含まれていて、カルシウムの吸収を助け、腸の中に有益な細菌の増殖を促しています（前出『母乳哺育　おかあさんたちとのQ&A』より）。

その他にもヒトとウシの乳には違いがたくさんあるといいます。そうした研究を行っている人たちによって、ヒトの乳がヒトの赤ちゃんには最適であるということがゆるぎない事実としてわかってきているのです。

一方、現代の人工乳は牛乳を原料にヒトの乳に近づけようと研究され、つくられたものです。具体的には牛乳の成分を分解して比率を変えたり、足りない成分を他の材料から合成して補ったりしています。そうして、栄養面では問題のない人工乳が長い時間をかけて定着してきました。人工乳の広告に使われる栄養成分表などには、「母乳より多い」という表現を目にすることがあります。一見すると「なるほど人工乳の方が赤ちゃんにはいいかもしれない」と思ってしまいそうですが、含まれている栄養素の量よりも、その栄養を赤ちゃんが効率よく確実に身体に吸収できるかどうかが問題なので、成分表だけでは赤ちゃんにとってどれほど有益なものかを判断するのはむずかしいことなのです。

ここで、実際に人工乳を与えた場合の違いにも触れましょう。私自身は母乳指導のおかげで人工乳をあげたことはないのですが、ミルクを飲んでいる赤ちゃんはお腹を空かせて泣くまでの間隔が長いそうです。それはなかなか消化されない成分が多いことと、哺乳ビンから飲むミルクのほうが一度にたくさん飲めてしまうからだといわれています。

新米の母親としては、その点も含めてミルクによる育児にメリットを感じてしまいがちですが、育児を長い目で見たときにはどうなのでしょうか。人工乳にはない、母乳のもつさまざまな力について、これから考えていきたいと思います。

母乳の才能

次に、ヒトの母乳の役割について踏み込んでみましょう。ヒトの赤ちゃんの成長にとって必要な栄養を効率よく供給することは前述しましたが、それだけではないのです。私が授乳を終えてから文献で得た情報のなかには、「そんな才能があったのか」と驚くものもあったので紹介したいと思います。さらに、母乳にはまだまだ解明できていない物質や作用があるそうなので、自然の奥深さを感じます。

母乳の才能の一つめは、母乳がその内容を自ら変化させるということ。たとえば一回の授乳においても、赤ちゃんが母乳を飲み始めたときと飲み終わるころとでは脂肪の濃度が変わるのです。最初は飲みやすいように脂肪濃度が低いさらりとした味わいですが、だんだん脂肪が濃くなり、最後にはこってりとした味になります。まるでフルコースのような展開で、赤ちゃんは満腹感を覚えるといいます（前出『母乳は愛のメッセージ』より）。一方、人工乳は哺乳ビンに入れれば最初から最後まで一定の味です。さらには母乳を飲むより労力を使わないので、必要以上に飲みすぎ太りすぎてしまうこともあるようです。

そして、母乳は赤ちゃんの成長に合わせて組成を変えていくともいわれています。小さめに生まれた赤ちゃんと、子宮内で充分に成長した赤ちゃんに対して与えられる母乳を比べてみても、その内容には違いが見られるそうです。

続いて母乳の才能の二つめは、赤ちゃんをある程度病気から守ってくれること。すべての病気に有効ではないものの、これは母親にとって何よりありがたい才能です。とくに初乳には高濃度の抗菌物質が含まれていると書きましたが、母乳分泌が安定してからも効果は続きます。

人工栄養児は母乳哺育児に比べると感染性下痢症、ウイルス性肺炎、脳膜炎などにかかる率が高い。母乳には感染に抵抗する力がある（前出『母乳哺育　おかあさんたちとのQ&A』より）。人工栄養児は3倍風邪をひきやすい。慢性中耳炎には10倍かかりやすい（前出『母乳は愛のメッセージ』より）。このような具体的なデータもあるそうです。

振り返ってみると、私の子どもは1歳までたいした病気をすることもなく、初めてひどい風邪をひいたのは1歳5ヶ月のときでした。1歳6ヶ月でおっぱいをやめてからは風邪以外のさまざまな病気にもかかっています。

さらには「母親の乳房は赤ちゃんをおびやかす新しい菌に反応して、特別の抗体を産生できる」（『母乳　このすばらしい出発』ラ・レーチェ・リーグ　メディカ出版　340頁より）というのですから、ただただ感心してしまいます。

長く続ける意味

さて、これまでは赤ちゃんの食糧として母乳の役割を見てきましたが、今度は赤ちゃんが乳房を吸うという行為にも注目します（正確には吸うというより舌と口蓋の間で乳首の周りを圧迫するのですが、わかりやすく「吸う」という表現を使います）。そのことによってあごの筋肉が鍛えられ、脳に刺激を与えるなど身体機能の発達によい影響を及ぼす可能性があるのです。

でも、何より赤ちゃんにとって有益なのは「乳房を吸うことによって安心感を得られる」ということでしょう。私は、次第にそのことを実感するようになりました。とくに子どもがひどい風邪にかかったときには「おっぱいがあって本当によかった」と思ったものです。食欲もなく、ぐったりとして泣き続けている子に、親がしてあげられるのは、病院に連れて行き薬を与えること。でも、それだけでは子どもは安心しないのです。おっぱいを触り、口に含み吸うことで初めて泣き止み、眠ります。食欲がなくてもおっぱいだけは飲めるのです。

ここで授乳の期間について触れます。先ほど私は、1歳半まで授乳していたと書きましたが、「母乳をあげる期間ってそんなに長いの…？」と思った方もいらっしゃるでしょう。そうなのです。のぞみ助産院では1年以上、できれば1年半の授乳を勧めています。このことを私が知ったのは入院中で、助産婦さんがお隣に入院している人に説明していたときです。私は内心「そんなに⁉」と驚き、このことはとりあえず聞かなかったことにしようとさえ思いました。赤ちゃんを産んだばかりで一回一回の授乳に苦労しているときには気が遠くなるような話でしたから。

ところが、3ヶ月を過ぎて「半年までは授乳してみよう」と思い、6ヶ月には「最近楽になったから1年まで続けられるかもしれない」、1歳の誕生日には「あと少しならなんとかなるかも」と思いながら、なんと私は本当に1年半も授乳を続けてしまったのです。

赤ちゃんに1年半もおっぱいをあげるなんて、「最近の常識」としては受け入れられないのではないかと、私も直感的に思います。それはなぜでしょうか。そんなにおっぱいをあげたら赤ちゃんは甘えん坊になるから？　早く母乳以外の食べ物を食べられるようになったほうがいいから？　おっぱいの質はだんだん悪くなるから？　大体そんなに長い間おっぱいが出るわけがない！……そのような答えが予想されます。

でも、よくよく調べてみるとおっぱいを1年以上あげること自体が赤ちゃんに悪い影響を及ぼすことはないし、のぞみ助産院で指導を受けたお母さんの多くは長く授乳を続けることができています。もちろん、授乳を長く続けることを強制したりはしませんが。

そして、早く離乳食を始めるのはよいどころか心配なこともあるのです。4〜6ヶ月以前に固形食を与えると食べ過ぎを助長する可能性があり、早期の固形物は脂肪に変わるし、食塩を摂り過ぎるとのどが乾いて泣くこともあり、母親は空腹で泣いているのかと思ってしまうから（前出

『母乳哺育　おかあさんたちとのQ＆A』より）というのです。ちなみに離乳食は生後6ヶ月くらいから始め、母乳も続けていると赤ちゃんが成長してからの食生活がより健全になるともいわれています。

では、長くおっぱいをあげることにはどんな意味があるのでしょうか。赤ちゃんの身体にとっては、ある程度の病気に対する抵抗力が持続すること。母乳を吸うことは赤ちゃんの運動になるので機能の発達を促すこと。離乳食が始まっても母乳を与えていると消化吸収を助けてくれること。そして何より、母子関係を築いていく上で大切なものが得られること。この点については第4章でくわしく説明します。

メリット8　◇　新米母を支える産院

「母乳がよい」と言うのは簡単です。でも、実際に初めての赤ちゃんにおっぱいをあげるのはとても大変。体力的にも精神的にも苦労があります。新米の母親は適切な助言や励ましを受けなければ続けることはむずかしいものです。のぞみ助産院はまさに育児を支える役割も果たし、授乳が楽しくなるように導いてくれました。

退院後も頼れるところ

……ここで、私の体験談を退院したところに戻しましょう。私は6泊7日の入院生活を終えて、人工乳に関しての道具はいっさい揃えずに我が家へ帰りました。

とはいっても、夫のほうは最初から母乳だけで育てるということを意識していたわけではありません。「ミルクを足さなくても大丈夫なのだろうか」と心配し、私が入院しているときに哺乳ビンやら人工乳首やらをどれがいいのか考えながらさんざん見て回っていたようです。ところが、鈴木院長が「赤ちゃんはウシの子どもじゃない。母乳だけでも立派に育つのよ」と話してくれたことを伝えると、その言葉だけで心に通じるものがあったらしく、「そうか」と直ちに納得してくれました。

また、退院してもおっぱいマッサージを受けるためにたびたび助産院へ行くことになるとわかったので、その点でも安心していたようです。

もし、病院で出産し、退院後は何のケアもないまま夫婦だけで赤ちゃんに向き合っていかなくてはならないとしたら、それはとても不安だっただろうと思います。そして、粉ミルクが手元にあったら、きっとあげてみようと思ってしまったでしょう。私自身、退院時におっぱいが出るとわかっていても、これだけで足りているのかは心配だったし、赤ちゃんもまだまだ吸いつくのが上手になっていませんでしたから。

おっぱいマッサージ

さて、ここで「おっぱいマッサージ」とは一体何かを説明しましょう。初めて妊婦となった方、あるいはこれから赤ちゃんが欲しいと考える方にとっては、何か少し気恥ずかしい言葉に感じられるかもしれません。それは、出産するまで、男性にとってはもちろん女性にとっても乳房はセクシャルなパーツと認識されているからで、これは他の哺乳類には見られない特徴です。ところが、出産後、多くの女性は乳房が赤ちゃんのための食糧源となることを実感します。その、食糧源としての乳房の力を充分に発揮させるために施される技術の一つがおっぱいマッサージなのです。

のぞみ助産院のマッサージは、乳房の基底部と呼ばれる胸壁にくっついているところを引き伸ばして母乳の分泌を促したり流通をよくしたりすると同時に、乳首を指ではさむようにして搾《しぼ》り、乳管を開通させたり乳房にたまっている古い母乳を出したりするものです。

この技術は、助産婦である桶谷そとみ氏が研究開発した乳房治療手技で、「桶谷式乳房管理法」と呼ばれているものがベースとなっています。くわしくは『桶谷そとみの新母乳育児の本』（主婦の友／生活シリーズ）をご覧になってください。

こうしたケアを受けなくても最初からよく分泌し、乳腺炎などのトラブルがなければ、マッサージ自体は必要ないことかもしれません。母乳のよさを広めようというグループのなかにも、マッサージはとくに必要ないという見解をもつところもあるようです。

でも、私は最初から充分に分泌したわけではないし、トラブルも発生したので、おっぱいマッサージの効果を感じました。調子がよいと思っているときでも、マッサージを受けた後は乳房が軽くなり、乳頭部がやわらかくなります。すると、子どもも吸いやすくなるようなのです。アンケートでも効果を感じた人は多かったので、巻末を参考にしてください。

のぞみ助産院のおっぱいマッサージに通う頻度はそれぞれの乳房の状態によって違います。私などはかなり頻繁に通ったほうで、退院後まもなくは1週間に一度通っていました。次第に調子がよくなると1ヶ月に一度くらいになっていきます。

マッサージは桶谷式の他にもいくつか種類があり、内容が多少異なっているようです。他のマッサージを受けた人の話では、痛いだけで効果が感じられなかったものもあると聞きます。個人の技術にも差があるので、何式がよいなどと一概には言えませんが、いずれにしても効果を感じなければ無理に受ける必要はないでしょう。

つまずき、迷うこともある

私は幸いにも母乳を続けるための助言を受けられて、できるところまで母乳のみでやってみようと思うことができました。でも、最初からすべてが順調だったわけではありません。理屈では母乳のことを理解していても、つまずき、くじけそうになるときがあります。「これでいいのだろうか」と迷うこともあります。けれども、それらは助産婦さんと話をしながら、一つ一つ乗り越えることができました。

新米の母親が母乳をあげるとき、どのようなことにつまずくのでしょうか。まず、慢性的な寝不足に加えて、強い疲労感を感じることがあります。母乳は血液からつくられているのですから、身体に多少の負担がかかることは避けられません。とくに夕方には一日の疲れがたまります。この時間は母乳の出が悪くなり、赤ちゃんはよく泣いて、精神的にも最もきつい時間です。

体力的なつらさはだんだん軽くなっていくものの、授乳を続けている限り私自身は身体への負担を感じていました。当然体力には個人差がありますが、最初のころはたいてい誰もが疲労感を覚えるでしょう。そして、身体が楽になるならミルクをあげたいと思ってしまいます。

次に、やはり個人差はありますが、赤ちゃんの飲みたい量と出る量が合わない、つまり足りないときに赤ちゃんが根気よく吸うと乳首が痛くなってしまうこと。私は産後1ヶ月くらいでこの

「助産院での母乳指導に満足していますか？」

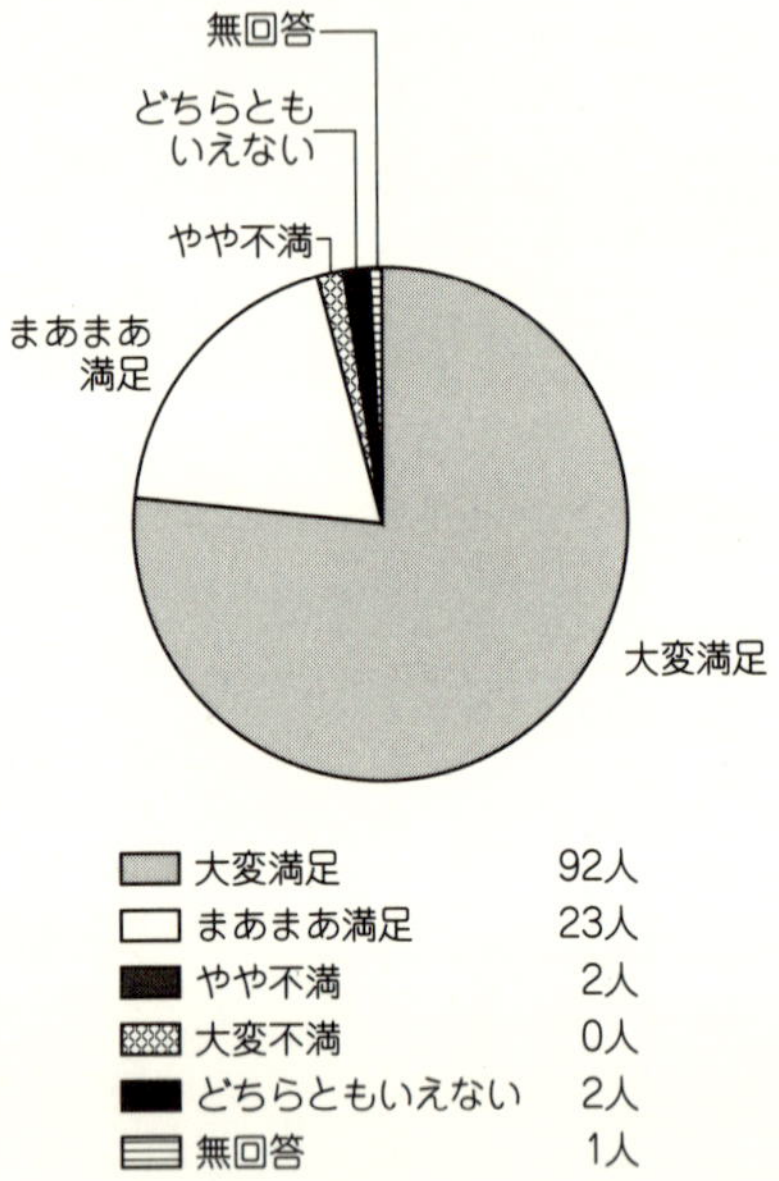

〜のぞみ助産院で出産したお母さんたちへのアンケートより〜

ような状態になり、助産院でアドバイスを受けました。産後すぐに乳首が痛む人もいるし、3ヶ月くらいで痛む人もいます。具体的には赤ちゃんが乳首の先端だけを吸わないように、奥までしっかり含ませるように言われます。

母乳の出が足りないということは、「赤ちゃんは大丈夫かしら」と心配になる精神的な痛みもあり、母乳による育児に挑戦する人はよくぶつかる壁の一つです。そのときは赤ちゃんの体重が増えないことが気にかかり、「ミルクを足してしまおうか」と思ってしまいます。でも、助産婦さんの助言に従っておっぱいを続けていると、いつのまにか赤ちゃんは満足するようになってきます。

もちろん、おしっこがきちんと出ているかなどをチェックし、赤ちゃんに元気がないように感じたら、すぐに助産婦さんに相談することも大切です。とにかく、実際に赤ちゃんの様子を見てもらい、心配なことは何でも話し、どうすればいいかを聞ける。そのことが母親を心から安心させてくれます。

助産院では、母親が体力的につらいと感じていれば、「今は大変な時期だけど乗りきろうね」という言葉をかけてもらえることがあります。おっぱいが足りているか気になるときには「もう少し様子を見ようね」という励ましもあります。また、母乳以外のことでも、悩みを打ち明ければ聞いてくれます。そうした心遣いや、母親を受け止めてくれる姿勢に、私は何度助けられたでしょうか。しかも、こうしたことはおもにおっぱいマッサージを受けているときに自然に行われます。

緊急な場合には電話相談も可能ですが、とくに気負わずに話ができる雰囲気が余計に母親たちをリラックスさせてくれているのです。

赤ちゃんと乳房の共同作業

母乳が足りないと思える時期について補足すると、赤ちゃんが物足りなくて泣いていると感じることは一度だけではなく、何回か起こります。それは、赤ちゃんの成長が著しい時期が何度かあるからで、不思議なことにその都度おっぱいのほうで生産量を増やして、次第に赤ちゃんの要求に応えられるようになるのです。

このときにミルクを与えてしまうと赤ちゃんが乳首を吸う刺激が減って、生産量も減ってしまうという悪循環が起きてしまいます。「じゃあ、カロリーの高い食品をとればよいのでは？」とも思ってしまいますが、それも要注意！　とくに赤ちゃんの飲む力が弱い場合に油分の多いものや甘いものをたくさん食べてしまうと今度はおっぱいが余ってたまったり、おっぱいそのものがドロッとして乳首から出てくるまでに詰まったりするのです。すると乳腺炎などを引き起こすきっかけを作ってしまいます。

私もおっぱいが詰まって乳房が痛くなるのを何度か経験しましたが、このようになってしまったときの対処法も、おっぱいのケアを行っている助産院では教えてくれます。また、母乳相談だけを専門に行っているところもあります。詳しくは前述の『桶谷そとみの新母乳育児の本』に母乳相談室リストが出ているのでご覧ください。また、『リボーン産院リスト』（詳細は第5章）にも母乳について相談できるグループや助産婦さんのリストが掲載されています。病院に母乳外来があるかどうかもわかります。

私は、のぞみ助産院のおっぱいマッサージを受けて、詰まっていたところの栓が抜けて楽になることがありました。それから、痛くて熱くなってしまった乳房には里芋の粉を溶いてシップをするようにアドバイスを受けたり、痛んだ乳首にはユキノシタという植物の葉を貼るように言われたり、いろいろな自然療法を教えてもらいました。そして、何より赤ちゃんがおっぱいを吸ってくれると流れがよくなるので、乳房が痛いときにはいつもより頻繁におっぱいをあげます。すると、突然乳房が楽になることがあり、自分の赤ちゃんに詰まったところを吸ってもらって感謝するということもありました。

夜間の授乳と仲間

悩んだときには助産婦さんに相談して助言を受け、励まされたり叱られたりしながらなんとか山を登っていく。今思えば私の初めての母乳育児はそういうイメージでした。上り坂が少し平坦な道になってきたかなと感じたのは産後3ヶ月を過ぎてからで、とても楽になったのは6ヶ月経ったころだったと思います。

こうした感覚にも個人差がありますが、それでもおおよそこの時期には他のお母さんにも同じように節目があるようです。私には同時期に山を登っている仲間がいました。マタニティビクスで知り合った人たちがときおり集まって、おしゃべりをする機会に恵まれたのです。そこで情報交換をしながら「他の赤ちゃんもこんなに泣くんだ」「つらいのは私だけではない」と確認ができたり、「やっぱりそのころには少し楽になるんだ」と励みになったりしました。さらには、それぞれに生まれながらの個性が感じられる赤ちゃんたちに会うことも、楽しみのひとつでした。

また、夜間の授乳について迷ったときなどは、仲間のお母さんたちからいろいろな話を聞いて、自分なりの答えを出したものです。

およそ2時間半から3時間くらいで授乳するサイクルが乳房には好都合なのですが、このことには昼夜の区別がありません。赤ちゃんのほうでも時々遊びに夢中になっておっぱいを忘れるようなことがあっても、たいていは2時間半から3時間でおっぱいを要求してきます。それが夜でも同じこと。

この夜の授乳は、初めのころとくにきつくて、新米の母親にとっては大きな試練の一つです。一般的には夜の授乳をいつやめられるかが一つの目標になっていたりもするので、「夜の授乳をできるだけ続けましょう」と言うと、多くの人は驚くのではないでしょうか。私自身、母乳のよさがだんだんわかってきてからでさえ、「夜の授乳もずっと続けるの？」と疑問に思っていました。そして、生後5ヶ月ごろには赤ちゃんが5時間以上続けて眠り、それだけ授乳時間が空いたこともあります。

そのときには続けて眠れて嬉しいと思うのですが、同時におっぱいの調子は悪くなります。また間隔を空けてしまうともっと悪い状態になり、自分が痛い思いをします。それからは、間隔が空き過ぎた次の日には目覚し時計をかけたりして、夜中に無理やり起きるようになりました。迷いながらも、夜中に起きるほうが調子がよいと思えるようになったのです。

そうしているうちに、今度は赤ちゃんのほうで再び夜中に起きて泣くようになってきました。これは、おっぱいをあげればすぐに泣き止むので、強く泣き続けて困るいわゆる「夜泣き」ではありません。逆に、めったにないことでしたが、赤ちゃんが興奮して起きてしまう本当の夜泣きのときにも、おっぱいがあればそれほど時間をかけずに赤ちゃんを眠らせることができます。おっぱいをあげる姿勢も慣れてくると横になったままできるので、それほど苦痛ではありません。

マタニティビクス仲間のお母さんたちはどうだったのでしょうか。ほとんどの赤ちゃんはおっぱいをやめるまで夜中に2回ほど泣いて起きていました。そして、ときには長く眠ってしまったことがあったり、おっぱいの調子が悪くなったりもしたといいます。でも、なかには眠っている子を起こしてまでおっぱいをあげる必要はないと考える人や、長く間隔を空けてもそれほどおっぱいの調子が変わらないという人もいました。私は、迷ったときにいろいろな話を聞いて、「やっぱりそうなんだ」と納得したり「そういう考え方もあるよね」と参考にしたりすることができたのです。

母乳を続けている仲間の存在は、私にとって本当にありがたいものでした。授乳は母親一人で行うことですが、たった一人きりで取り組んでいると感じたら、夜間の授乳は続けられなかったかもしれないと思います。もし、「できるところまで母乳を続けようかな」と思えるのであれば、妊娠中から授乳仲間を探してみてはいかがでしょうか。また、産後の入院中にも出会いはあるかもしれません。

そして、安心が待っている

たしかに、おっぱいをあげていると大変なことはあります。体力的な負担や足りているのかという不安を感じることもあるでしょう。また、なかなか上手に飲めない赤ちゃんに、お母さんがイライラしてしまうことがあります。赤ちゃんが泣いてばかりいて、おっぱいの間隔もつい短くなってしまったり、長い時間おっぱいをあげていないと満足しなかったりすることもあります(私は残念ながら全部経験しましたが、「そのような人は少数派よ」と助産婦さんに言われました。授乳の苦労については巻末のアンケートの回答も参考にしてください)。

それが、アドバイスを受けながら授乳を長く続けることで次第に双方が上手になるのです。そして「おっぱいをあげていてよかった」と思うときは必ずやってきます。では、授乳自体に楽しさは感じられないのかというと、そんなことはありません。最初のころでも授乳という行為を幸せに思うことがあります。一所懸命に吸っている姿が愛しくも感じられるでしょう。授乳のたびに赤ちゃん特有の柔らかさに触れられることも、嬉しく思います。

現実的な面では、夜でも外出先でもミルクを作る手間がいらないというメリットもあります。さらには万が一の災害時でもお湯や哺乳ビンは必要ありません。

でも、何といっても最大のメリットは「おっぱいさえあれば大丈夫」という母親が感じる安心感でしょう。これは、授乳のペースが安定してきたときにやっと得られるものです。おっぱいを吸うことで赤ちゃんは安心するようなのですが、つまりはそれが母親にとっての安心につながるのです。

たとえば赤ちゃんを連れて外出するとき。途中でぐずって泣き出すことがあっても、おっぱいが強い味方になってくれます。外出先で赤ちゃんが泣けば、母親は気が気ではありません。楽しさも半減してしまいます。そのとき他に理由が見当たらず、抱っこしても泣き止まなければおっぱいの登場です。授乳室があれば幸いですが、そうした場所がなければ、もう座れるところならどこでもOK。含ませるとき人目に触れないようにすれば、授乳できてしまいます。私はレストランや電車の中、海水浴場などでも授乳しました。

初めて妊娠した方でしたら「そんなことできない！」と思われるかもしれません。でも、慣れるとできてしまうもので、スカーフを用いるなど工夫の余地もあります。こうして、赤ちゃんがいつでもどこでも泣き止むと確信がもてるようになれば、しめたもの。行動範囲もぐんと広がります。

そして、最もおっぱいの力を感じるのは、赤ちゃんが病気のとき。それは、母親が最も不安になるときだからです。前述したように、熱があって食欲がないときもおっぱいだけは飲めるし、寝苦しいときもおっぱいを吸うことで眠れるようなのです。これは、母親にとってとても心強いことで、おっぱいの存在が不安な気持ちを支えてくれます。もっとも、授乳をしている期間には子どもがあまり病気をしなかったのですが…。

メリット9 ◇ 親としての満足感

赤ちゃんのためだけではなく、自分のためにもよいことがある。そうでなければ私も母乳を続けられなかったでしょう。育児には金銭的な報酬などありませんが、母乳を懸命にあげることで、精神的なご褒美をもらうことができたのです。それは、妊娠中には親になる実感などもてなかった私が、授乳を続けることで得られるようになった「親としての五つの満足感」です。

満足感① 子を見る目が育つ

…母親になったばかりの私は、誕生を喜び、幸いにも赤ちゃんをかわいいと思い、世話をすることにも抵抗はなかったのですが、それでも最初は戸惑うことばかりでした。心配事もありました。それが、母乳による育児を続けているうちに、赤ちゃんに対して私自身が感じることに少しずつ自信がもてるようになっていった。つまり、子どもを見る目が育ったのです。これが一つめの満足感でした。

それは、赤ちゃんの様子を助産婦さんに長い間見てもらったからこそ、意識できたことです。おっぱいマッサージを受けるために助産院へ行くと、「視線が合うようになったね」とか「肉がしまっている感じがするし（一般的には固太りと呼ばれます）、表情も豊かになってきた」、「動きが活発になった」という具合に、その都度の成長を言葉にしてもらえるからです。

家でずっと一緒にいるだけではわからないことも多く、最初は「そうかな？」と思う程度でも、ほめられると嬉しくて、やがて自分の実感となります。もちろん、他の赤ちゃんと比べてどうだなどとは言われないし、逆に健康上の気になる点はしっかり指摘されます。

病院で生まれた赤ちゃんも含めてたくさんの赤ちゃんを見てきたのぞみ助産院では「母乳を与えていると、赤ちゃんは骨格がよく、活発になり運動機能の発達もよい。そして、人に興味をもち、目を合わせようとする。人が好きになる子が多い」という見解をもっています。そうした場所で赤ちゃんの成長を見守ってもらえたことで、私は赤ちゃんの成長を体重や身長だけにとらわれずに見ていけるようになったのです。

たとえば、各自治体で実施している赤ちゃんの健診でも自分なりの判断で切り抜けることができました。各市区町村で受け取る母子健康手帳には「乳児身体発育曲線」というグラフが掲載されていて、出生時から生後12ヶ月までの体重と身長の目安となる数値がわかるようになっています。私が保健所で3ヶ月健診を受けたとき、このグラフを見ながら担当した小児科医が「体重が最低ラインからはみ出してしまいそうじゃないの」と言ったのです。そして「母乳なの？　ミルクを足した方がいいよ」とも。

もし、私がのぞみ助産院で母乳の指導を受けていなかったら、このときすぐに「ミルクを足さなくては」と思ったでしょう。実際、この3ヶ月健診からミルクを足す人も多いと聞きます。小児科医に断言されたら誰でもそうなのかと思い、実行してしまうでしょう。でも、私は「母乳だけで続けてみます」と言うことができました。「ではもう少し様子を見ましょう」という答えが返ってきて、手渡された母子手帳を見ると栄養状態は良にマルがついています。

もともと、人工乳は母乳よりも赤ちゃんを太らせる傾向にあり、人工乳の子も母乳の子も合わせて目安の値を出しているのだから、母乳の子は体重が少ないというだけで心配する必要はないそうです。そして、大人には太った人も痩せた人もいるように、赤ちゃんでも個人差があって当然です。そうしたことも踏まえながら健診を行うのであればいいのですが、紋切り型に目安の値に到達しなくてはならないという姿勢では疑問がわいてきます。

それは、自分の子どもが病気をせず、見たところ元気に過ごしているから思えることで、もちろん、子どもに病気があればすぐに小児科の判断を仰ぐ必要があるでしょう。


もう一つ付け加えるなら、「母乳を飲んでいる赤ちゃんに対して離乳食を始める前に果汁を与える」ということについても、保健所や多くの小児科と母乳を勧める産院とでは見解が異なります。私が持っている母子健康手帳にも、確かに「ドロドロした食物をあげ始めるのは、5ヶ月ごろからです。その前に果汁やスープをあげて、お乳以外の味に慣れさせましょう」と書いてあります。ところが、早い時期に果汁やスープは必要ないというのが母乳をあげることに熱心な方たちの意見です。

母乳をあげている赤ちゃんには足りない栄養はないし、なかには果汁をあげたことで具合が悪くなる赤ちゃんもいるといいます。そして、のちに高温殺菌牛乳を与えていた時代にはビタミン

Cが壊され不足していたので果汁を与えていた。母乳以外の物を早くから与えると、母乳の児に特長的な腸の細菌叢《そう》が乱れる（『おっぱいだより集』母乳育児サークル編　メディカ出版より）という記述と出会い、私自身はとても納得したのです。

また、この本によれば体重一辺倒の考えも、戦後に栄養失調の赤ちゃんを救うために粉乳を与え、効果を体重増加で判断していた方法が亡霊のように生き残っているからということです。

それにしても、保健所の指示に従わないなんて、普通に考えたらできることではありません。でも、こと母乳に関してはそのよさが再認識されてきたのが最近であり、従来の人工乳を加えて当然という考え方に沿った指導とは相反する部分もあり得るのです。ちなみに、母乳がよいことを認識している自治体には山口県光市があり、同市は「おっぱい都市宣言」をしています。

満足感②　おいしいおっぱい？の効果

次の満足感としてあげられるのは、親としていろいろと学んでいくなかで、おいしいおっぱいをあげていれば、赤ちゃんにも自分にも大きなトラブルは起こらないということです（もちろん、絶対ではありません）。

「おいしいおっぱい…？」「おっぱいの味に違いがあるなんて」。ご存じない方のほうが断然多いと思います。私も全然知りませんでした。でも、おっぱいの調子が悪くてマッサージをしてもらっているときに味見をしたら、なんとしょっぱい味がしたのです！　調子がよいおっぱいは適度な甘さがあるのに、こんな味のものを赤ちゃんにあげるわけにはいかないと、真剣になったことを覚えています。

おっぱいのおいしさを左右するのは、継続のポイントで述べたように母親が食べる物と授乳の回数。低カロリーの食事を心がけることは、おいしいおっぱいを実現することにもつながるのです。甘いものが大好きな私は、なるべく和菓子やゼリーなどを食べていたものの、ときにはケーキなども食べます。すると、おっぱいがドロッとしてきて詰まったり、なんとなく乳房が重い感じがしたりするようになりました。ストレスになるほどがまんするのも問題ですが、知っておいて損はないと思います。

では、いつも私がきちんとした和食中心の料理を作っていたかといえば、そんなことはありません。でも、圧倒的に多かったのは切り身や干物の魚を焼いて、野菜をゆでるだけというメニューです。これならおっぱいのためにもよいし、作るのは楽であることも事実。適当に家事をこなしたいと思っている私には、むしろ好都合という面もありました。

授乳の間隔が空き過ぎて、乳房に長い間たまっていたおっぱいも味が落ちるようです。私の場

「母親の食事によって母乳の質が変わることを実感しましたか？」

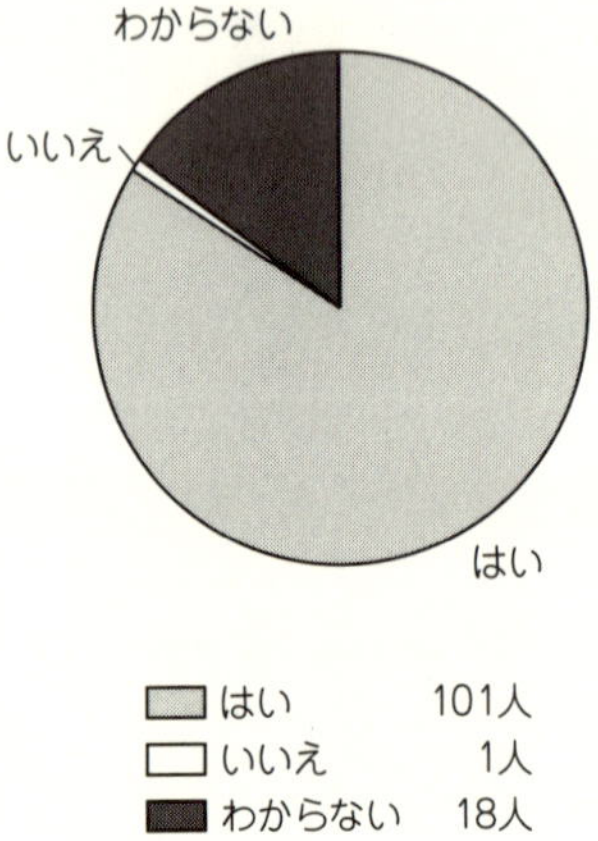

〜のぞみ助産院で出産したお母さんたちへのアンケートより〜

合は分泌が安定してからは、時間が経つと乳房が重くなり不快だったこともあっておおよそ3時間くらいで授乳するようにしていましたが、それは結果的においしい状態のものをあげる一つの条件を満たしていたということです。

でも、赤ちゃんには味がわかるのでしょうか…？　たとえば油分の多いものを食べたり、授乳間隔が空きすぎてしまったあとに授乳すると、赤ちゃんはおっぱいを飲みながらうなったり、身体をそらせたり、ひどいときには噛んだりもします。それはおそらく味のせいでしょう。そうした態度を見ると母親は悲しくなります。自分が否定されているようにも思えてしまいます。何を食べても、間隔が空いてもおっぱいの質が変わらないという人なら、それほど気にする必要はないのかもしれませんが、私はそうではありませんでした。

逆に考えれば、食事や授乳の間隔に気を配ることで、おっぱいの調子を良好に維持できる。そうしていれば赤ちゃんもよく飲み、おおむね元気。それは、自分の行動の結果ですから、満足感もわきます。育児は明確な評価や報酬が得られる仕事とは違って、やりがいが見出せなくなることもあります。だからときには、「おいしいおっぱいを与えられてエライ！」と自分に賛辞を送るのもよいのではないでしょうか。

でも、「そんなの何だか大変そう！」と思ってしまう方もいるかもしれません。母乳推進グループのなかには食事にも授乳間隔にもとくにこだわらないところもあります。助産婦さんや医師個人の見解にも多少違いが見られます。「授乳にはもっと気楽に臨めばよい。無理をするようではかえってマイナス。おっぱいを与えることが重要なのであって質までは求めない」たしかにそれも一つの考え方なのです。

満足感③　母と子の一体感

さらに三つ目の満足感として、母と子の時間の流れに共通点を見出して、まるで同じ波に二人で乗っているかのように思えることがあります。母親の方では、ある一定の時間が過ぎると乳房や乳輪部などにツーと何かが流れるような感覚を感じられるようになってきて（これを催乳《さいにゅう》感覚と呼びます）、同時に赤ちゃんがおっぱいを欲しがって泣くことが起きるようになってきます。

それから授乳が安定してからは、夜中でも子どもがまるで体内に時計をもっているかのように、ある程度決まった時間に自分で起きてグズグズと泣き出すということが、ほぼ毎日あります。母親もたいていすぐに目が覚めるし、授乳後には再び眠りにつくことができます。これらの不思議な時間の一致が、母と子の一体感をも感じさせるのです。

一体感についての解説は、ある本の中にありました。「母親と赤ちゃんを同じ布団やベッドで寝かせると、睡眠や覚醒のリズムが同じになります。添い寝で赤ちゃんを育てている場合のほぼ8割に、そうしたリズム一致の現象が観察されています。母子同床だと母と子の間に知覚交換、つまり心の情報のやりとりが起きているのです」（『サイレント・ベイビーからの警告』堀内勁著　徳間書店より）…こうした記述から、時間の一致は特別なことではなく、母と子は一緒にいることで影響を及ぼし合っていることがわかります。

もし、私が人工のミルクを与えていて、赤ちゃんが夜中に一度も起きることなく朝までぐっすり眠ってくれたら。それはそれで、楽だっただろうと思います。でも、夜も同じ間隔で赤ちゃんが泣くなんて知らず、不思議な時間の一致を体験することはないと想像すると何だか寂しく思えます。

身体が自然に起こす陣痛の波に乗って生まれてきた赤ちゃんと、今度は一緒に時間の波に乗っているような感覚。それは大変な日常のさなかではかすかに感じることしかできませんが、振り返ってみると、とても心地のよいものだったとわかるのです。出産するまで、あんなに子どもをもつことに不安があったのに。授乳を始めたばかりのときはやめたいと思ったこともあったのに…。そんなことは忘れてしまいそうです。

満足感④　求められる喜び

続いて、子が母をどのように理解しているかについて触れましょう。母親が赤ちゃんに対していろいろな世話をしても、もちろんお礼を言ったりはしません。生後間もなくは笑うこともあまりありません。でもやがて、強く母親だけを求めるときがやってきます。それは、こちらの気持ちが報われたと思えるような満足感です。

実は赤ちゃんは、新生児のときから自分の母親を特別な存在と認識したり、母乳の匂いで母親と判断したりする力をもっているといいます。でも、私はそれを感じることができませんでした。どんなに授乳で苦労をしても慕われている実感はなかったのです。わかっているのは泣いているときにおっぱいをあげれば泣き止むことだけ。

ところが、最初は明らかにおっぱいを求めていたのに、母親そのものを求める行動を起こすようになるのです。とくに抱っこされることをひたすら望み、不安なとき、困ったとき、痛いときは母親でなくてはだめ。唯一無二の存在になれるのです。

それまでは、父親が抱いたときだけ泣き止むこともあったので、「私は一体あなたの何？　ただの食糧源？」などという思いまで噴出するときがありました。

…久しぶりに父親が登場したので、父の関わり方にも少し触れましょう。母乳を続けていると、父親は直接赤ちゃんに授乳することができません。そのかわり、父親には母親を支える役割が期待されるようになるのです。授乳以外のことを手伝ってもらったり、ねぎらいの言葉をかけてもらったり、生活費を捻出してもらったり。私は、出産するまで「何でも半々に分担すればよい」

と思っていたのですが、生物としての育児には、少なくとも授乳期間中においてはそれぞれの役割があることを知るようになりました。

夫は、赤ちゃんが母親ばかり求めるようになるとおもしろくないと感じたようですが、そのころ私は「これだけ体を削ってきて、やっと思いが通じた。相手の気持ちがわかるようになり、コミュニケーションを楽しめるようになった」と、にんまり。そして実はこの母と子の濃密な関係が、ある意味をもっていたと後で知ることとなりました。くわしくは第4章に譲ります。ちなみに、一定の時期が過ぎれば、また父親を求める時期はやってくるし、ずっと父親から離れたがらない子もいるので、お父さんになる方はどうぞご安心を。

お気づきの方もいらっしゃると思いますが、満足感④は、母乳を続けている場合に限ったメリットではありません。ミルクだけで育てていてもコミュニケーションができて、母親として求められる喜びを実感できることのほうが多いでしょう。

ただ、子どもが苦手だった私が授乳をしていなかったらと仮定したとき、生後間もないころには、母親としての存在価値を感じられなかったのではないか。こんなに子どもの愛情表現を受けられるようになっただろうか、と心配になってしまうのです。そして、後になって改めて「あの子は生まれた直後から母親のおっぱいを求めていたのだ」と思い直すことなど、できなかっただろうとも思うのです。

満足感⑤　断乳という区切り

では、こうして子どもに与え続けたおっぱいは、いつどうやってやめるのでしょうか。このことについてもさまざまな考え方があります。おっぱいのやめ方については今のところ「自分の選択が一番よい」とは思っていません。それは、私が他の方法を選んだときにデメリットがあるかどうかがよくわからないからです。

でも、のぞみ助産院で教えてもらった方法に対してデメリットがあったとか、不満があったということもありません。むしろ、子どもが一つの区切りを迎えるという意味でそのときのことは非常に印象的な出来事として胸に深く残っています。

そしてその母乳をやめる方法、「断乳」を終えた後で、子どもの成長を感じ「よくぞここまで母乳を続けてきた」と思えた自分なりの達成感が、五つ目の満足感となりました。

結局私が子どもにおっぱいをあげることをやめたのは、子どもが1歳半のときです。のぞみ助産院では歩き始めて3ヶ月くらいを目安の一つにすると聞いたので、私の場合は1歳2ヶ月ごろにもそろそろいいかなと思ったのですが、迷っているうちに冬を迎えてしまいました。すると、「冬と夏は子どもの体調が崩れることが多いから、春か秋まで待ったほうがよい」ということで、

1歳半となったのです。

これまでおよそ3時間おきにおっぱいを飲んでいた子どもには、あらかじめ「もうすぐおっぱいバイバイだよ」と話しておきます。私は3日前くらいから何度もあと何日、ということを言っていました。そして、当日子どもも母親も体調がよいようなら、朝に通常通りおっぱいをあげて、よく遊ばせます。そして次におっぱいを要求してくるまでの間に胸に顔などの絵を描いておきます。そして、おっぱいを欲しがったら服をめくってその絵を見せるのです。

するとどうでしょう。子どもはハッとして「なんだろう？」というような顔をした後、わーんと少し泣きはしたものの、私が「おっぱいバイバイね」と言うと、手を振ってバイバイをしました。それからは、一度もおっぱいを口に含むことはなくなったのです。

その後もおっぱいのことを気にしたり、見たがったりすることはあったのですが、断乳前のようにおっぱいが飲めるまで泣き続けたりすることはありません。グズグズと泣いていても抱っこしているだけで泣き止むし、言葉で要求してきた場合は「おっぱいバイバイしたね」と言うだけでわかるらしいのです。前日までおっぱいを飲まないなんて考えられなかった我が子が…！　いつの間にこんなに成長していたのだろうと驚くばかりです。

桶谷式では「赤ちゃんはそれっきり二度と母乳に飲みつこうとはしません。夜間は、初めの日は2～3回目を覚ますでしょうが、2日目にはだいぶ少なくなり、3日目にはよく眠るようになるはずです」（前出『桶谷そとみの新母乳育児の本』より）といわれているのですが、そんなに急に子どもは変われるものだろうか、と私は半信半疑でした。でも、本当に二度と飲まなかったし、その後の夜の目覚め方もほぼこの通りとなりました。違っていたのは朝まで起きずに眠ったのが4日目ということだけです。

ただ、おっぱいを飲んでいた子が全員このようになるかというと、答えはNOです。絵を見せても平気でおっぱいを欲しがった子もいるし、1歳になったとたんにおっぱいに興味を示さなくなった子もいます。

また、子どもにいつもと違うおっぱいを見せて驚かすのはよくないという考え方の人もいます。母親に余裕があって、子どもが「もういらない」という態度を示すまでおっぱいをあげたいのであれば、それもよい方法だと思います。そういう方法は断乳に対し、子どものほうから卒業するという意味で「卒乳」と呼ばれています。

母乳をやめる時期の目安はあっても、いつやめなければならないということはないのです。それは母と子の状況によって異なるととらえればよいかもしれません。私の場合はこれ以上授乳を続けるのは抵抗があったし、子どももやめることを受け入れてくれたので、1歳半という時期には満足しています。

ところで、子どもが飲むのをやめたおっぱいはどうなったでしょうか。乳房はこれまでのなかで最も大きくなり、痛みもあります。当日から4日目にはのぞみ助産院に行って、たまったおっぱいをすっかり出してしまわなくてはなりません。断乳後のケアには日を空けて、それから3回ほど通いました。こうして乳房の中を空にしておくと、次の妊娠や更年期を迎えたときに残っていた溜《た》まり乳が悪い影響を及ぼす可能性が低くなるそうです。

実際、更年期障害で悩んでいた女性がいろいろな病院へ行った後にのぞみ助産院にたどりつき乳房のケアをしてもらったところ、たまっていた古いおっぱいが出てきてとても楽になったというのです。ただし、卒乳を勧めているところでは、その後のケアはとくに必要ないとの考えをもっています。次第に授乳回数が少なくなるので分泌も徐々に減っていくからということです。

こうして授乳を終えた私たち母子は、これまでとは違う段階へ入っていきました。授乳をしている期間は赤ちゃんと一対という感じでしたが、断乳を経ると、幼児と母親は個人として向き合っているというような感覚が強くなってきます。ここには出産の後ほどの強烈な印象はないものの、やはりとうとう成し遂げたという達成感がたしかにあるのです。おそらくそれは卒乳の場合も同じでしょう。

私自身が何度かおっぱいをやめたいと思ったし、夫や夫の母、私の両親も心配しているのがわかりました。でも、私の周囲には「ミルクを足したら？」と強制するような人がいなかったので乗り越えてこられたという面もあります。そのことにも改めて感謝しながら、断乳という区切りを、育児生活のなかの大きな節目としてとらえることができました。

そして私は授乳を終えて初めて、母と子の関係にも思いをめぐらせるようになりました。次の章では、その母子関係について展開していきたいと思います。

第4章　愛せる母親

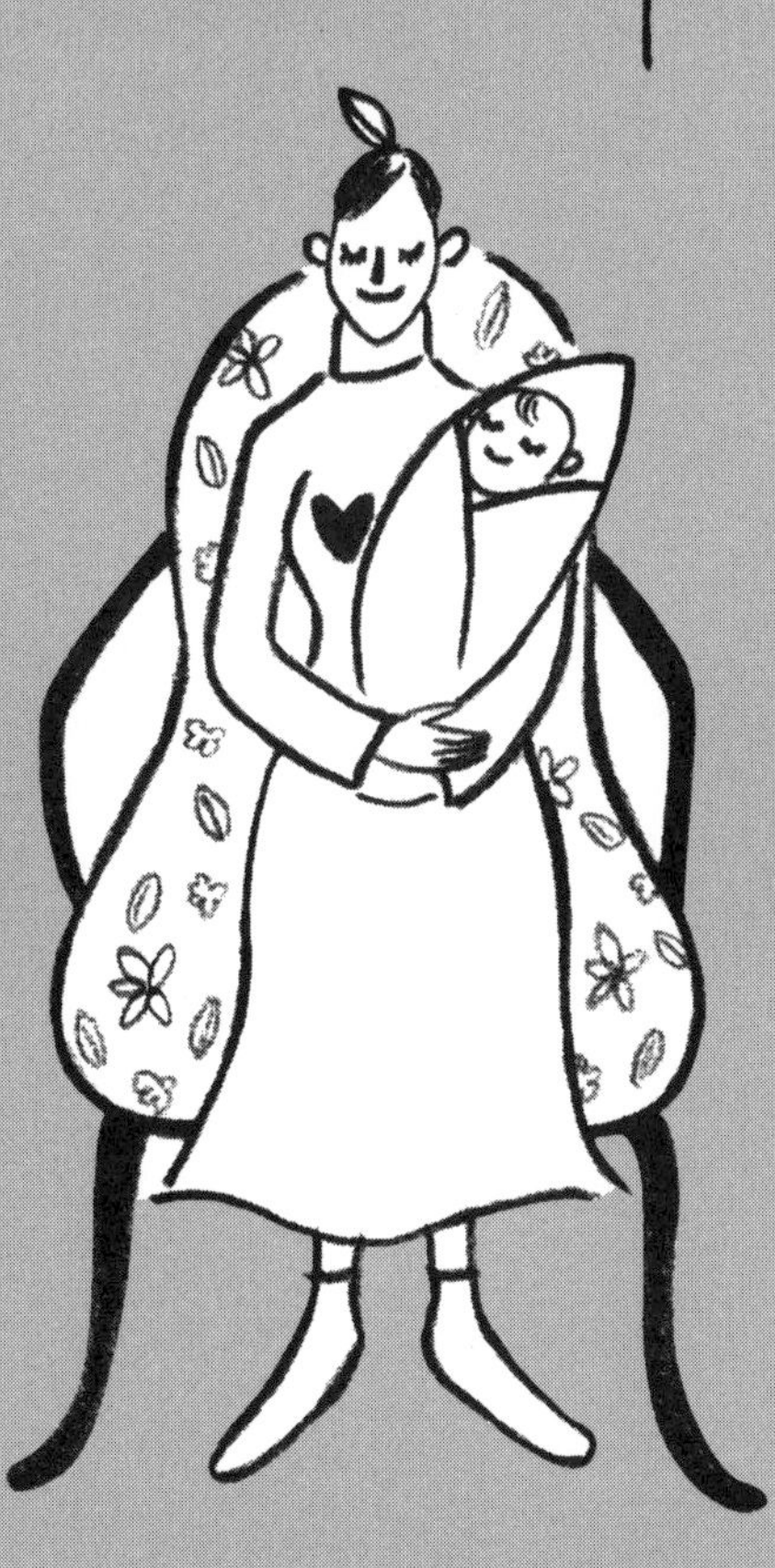

第1章から第3章までは、助産院における出産と母乳による育児について述べてきましたが、この章ではさらに進めて「母と子の関係について」を考えていきたいと思います。本来なら、一人の子どもを産んだ経験だけでは取り組むことができないテーマかもしれません。でも「初めての育児でも、これだけ得られることはあった」という思いを、これから母となる方たちに伝えることは意味のあることだと感じるのです。

本書にこの章を加えようと決めたのは、自分の子どもが1歳になるまでを振り返ったときに、「無我夢中でやってきた自然に則した出産や母子同室、そして母乳による育児が、結果としては大きな意味をもっていたのだ」と思えたからです。それは、専門家の方々の著書を参考にしたり、実際にお会いして意見をうかがったりするうちに実感したものです。

また、生後およそ1年が、子どもの人生にとってどれほど重要な期間であるかということも、ぜひお伝えしたいことの一つです。それは、人生の土台を作る大切な期間だからです。このことを多くの人に知っておいてほしい。できれば子どもが生まれる前に…。だから、あえてこのテーマにも踏み込んでみることにしました。

実際にこれから親となる方なら「よりよい母子関係を結びたい」と誰もが望むと思います。けれども、母となったとき、具体的に何をどうすればいいのでしょうか…。一人で考えても確かな答えはなかなか出てこないし、出産を迎え、赤ちゃんの世話に追われる日々のなかでは、本を読むことも人に話を聞くこともむずかしくなってきてしまう現実があります。ですから、妊娠中の時間があるときにこの章も読んでいただき、あれこれ考える際の一つの切り口として、役立てていただければ嬉しく思います。

◇親としての気がかり

はじまりは二つの願い

いろいろなことに迷い、つまずきながらも私はどうにか母親になりました。出産してから授乳を終えるまでの苦労や喜びは、これまでの章で書いてきた通りです。ここから先は私なりに母子関係について考えながら進めていきますが、まずは「親になって変化したことは何か」と自問することから始めたいと思います。

私が実際に親になることで、これまでとどこか違うと感じるようになったことの一つに、メディアから流れる情報の受け止め方があります。これまでは親の立場で考えることがほとんどなかったということに改めて気づいたのです。

たとえばさまざまな報道のなかでも、児童虐待や少年犯罪という言葉がとくに気になります。そして、それらはとても悲しいことと感じます。できればどちらも避けて通りたい。自分も子どもも加害者にならないようにするにはどうすればいいのだろう？　…と考えてしまうのです。親となるまでは、そうした報道に接して「どうすれば防げるか」までは考えなかったし、そもそも防げる手立てがあるかもしれないなどと想像することもなかったような気がします。

子どもをもつことに、私は何となく抵抗がありました。その気持ちは思春期から結婚して数年経つまで続き、いざ「子どもをもってもいい」と思えるようになっても、抵抗感がすっかり消えたわけではありません。その理由としては、「これまで自由に使ってきた自分の時間の多くを育児に割くようになっても、子どもを愛することができるのか」という心配と「子どもが思春期になったときに、問題を起こすようにならないだろうか。自分はきちんと対応できるのか」という懸念があげられます。

そうした、これまでの自分が抱えていた不安材料が、実際にどこかで事件となり報じられるたびに、親となった私は何だか息苦しい思いにとらわれるのです。これから親になろうとしている妊娠中の方も、やはり同じような思いに駆られることがあるのではないでしょうか。

「子どもを愛せる親でありたい」

「子どもには、人を傷つけても平気でいられるような人になってほしくない」

この二つのその願いを実現するため、悲しい事件を引き起こさないために、親ができることがあるとしたら、それは何だろうか？　また、誰しも子どもを虐待しようと思って出産することなどないだろうし、犯罪を起こすような子どもに育てようと考えるはずはありません。それでも起きてしまう悲劇はどう受け止めればいいのだろうか？　…この章に取り組もうと思ったきっかけは、子どもをもつことでわいてきたこれらの疑問でした。

母乳以外に必要なもの

私が母と子の関係について時間を割いて考えるようになったのは、1年半の授乳を終えたあとでした。それまでは、ひたすら母乳をあげることに没頭するとともに、日常生活に追われていました。結果的に大きな病気はしなかったものの「赤ちゃんが健康かどうか」を常に気にしていたようにも思います。そのときは、たとえ衝撃的な少年犯罪の報道に触れても「自分と赤ちゃんの関係」を踏み込んで考える余裕はありませんでした。

授乳を終えてふと立ち止まったとき、初めて「母乳をあげてきたことにはとても満足しているけれど、親としてこれでよかったのだろうか。何か見落としていることはないのだろうか」…そう思ったのです。

さらには「自分は母乳にこだわってきたけれど、母乳を長くあげていなくても素晴らしい母子関係を築いている方々がいるという事実」にも直面します。それまでも母乳をあげてさえいればすべてがうまくいくなどとは考えていませんでしたが、ここで改めていろいろなことを見直してみたいという気持ちになりました。

母子関係に必要なのは、母乳だけではない。だとすれば、一体何が必要なのか。その答えの一つは「抱くこと」でした。そして「目を見て話しかけること」。おおまかに言ってしまえばそれだけです。「なんだ、そんなこと」と感じる方もあるでしょう。そのような方は意識せずとも母子関係を充実したものにしていける可能性をもっています。ところが、一方でそうした当然とも思える行為があまり行われないままに、子どもは成長してしまう可能性もあるのです。

では なぜ、抱くこと、話しかけることがよいのでしょうか。

◇抱き癖をつけよう

抱っこで育つ「存在感」

私が授乳を終えてから手に取り、最初に感銘を受けたのは『抱かれる子どもはよい子に育つ』(石田勝正著　PHP研究所）という本でした。他にも抱くことの重要性を訴える本はいくつかあり、後で紹介するものもありますが、これはとくに読みやすくわかりやすい内容なので、どなたでも気軽にページをめくることができると思います。ここでいわれている「よい子」とは、何でも言うことを聞く子や勉強ができる子ではありません。生きていくために必要な基本的な力を身につけた子のことをさしています。

著者は、国立京都病院の診療室で、たくさんの子どもたちに接し、何かがおかしいと感じた場合に母親によく抱くことを勧めてきました。そして、やがて子どもの状態がよくなることを実感してきたそうです。それから、母親が赤ちゃんと目を合わせて話しかけ、かかわり合いをもつことの重要性にも触れています。

文中には母乳のよさを説く個所もありますが、ただ母乳を与えればいいというものではないことにも言及しています。「抱き癖をつけると後が大変だから」と助言され、授乳の後はすぐにベッドに寝かせるよう心がけていた母親が赤ちゃんの股関節のことで来院した際、著者は、その赤ちゃんがサイレントベビーになっていることに気がついたのです。

サイレントベビーとは、母親の目を見て笑うよりも蛍光灯をじっと見つめているほうが好きな、無表情の赤ちゃんです。どんなに泣いても誰も一向に抱いて助けてくれないと赤ちゃんはあきらめて黙ってしまうといいます。そうして一見手のかからない静かな赤ちゃんになってしまった場合、将来心の問題が起こる可能性があるというのです。

しかし、サイレントベビーは抱くことによって再び泣くようになり、やがてわけもなく泣いてぐずることはなくなるといいます。つまり、赤ちゃんがあまりにも泣かないのは一つの信号なのです。

抱くことの大切さは次の言葉に集約されています。

「赤ちゃんは『母親に抱かれている自分』『母乳を吸って母親と深くかかわり合っている自分』として、自分の存在に対する自信を持ちはじめねば、そのあと自分の独立した生命をまっとうしにくくなります。赤ちゃんをきちんと抱いてあげないと、どうしても自分の存在に自信の少ない心に育ってしまいます」(『抱かれる子どもはよい子に育つ』47頁より)

自分の存在に対する自信のことを著者は「存在感」と言い換えています。そして、存在感が希薄なことにより、人は極度の不安感・緊張感・孤独感・いらだちが起こることがあり、些細なことが大きなストレスに感じられることがあるといいます。

私個人が少年犯罪について分析することなどできませんが、この本を読むと、ここ数年の報道による断片的な情報から、罪を犯した少年たちが自分の存在感の希薄さを訴えていたように感じられたことを思い出します。

もちろん、「存在感さえあれば犯罪は起こらない」とはいえないでしょう。

でも、母親になったばかりの女性が赤ちゃんのためにできることとして、抱くこと話しかけることは大切だと、ぜひ知っておいてほしいのです。また、この本の文中には母親の心のなかに愛情があっても、抱くことをしなければ赤ちゃんに気持ちが伝わらないという記述もありました。

必然的に抱いていた

ではここで、私自身は子どもが生まれてから１歳になるまでどうだったのか、振り返ってみます。１歳までと区切るのは、生後およそ１年間がとくに大切な期間だからです。その理由については後で改めて述べましょう。

考えてみれば、もともと私は子どもを積極的に抱こうなどと思ってはいませんでした。それどころか、もし母乳を与えていなかったら、そして赤ちゃんがあまり泣かなかったら、自分から抱くことはほとんどなかったかもしれないのです。首が据わるまでは抱くことを恐いと感じていたし、自分の時間を確保するために、赤ちゃんが眠っている時間、静かにしている時間をいつもいつも待ち望んでいたのですから。

実は、そうした気持ちが赤ちゃんにも伝わっていて、第３章でも書いたように、最初のころは

「母親として慕われていることがわからない」というように感じられたのかもしれません。母親から赤ちゃんに積極的にかかわるようにしていれば、生後間もなくても赤ちゃんの反応を楽しめる場合があるそうです。

ところが、助産院で母乳の与え方を教えてもらった私は、一日に8回から10回くらいは必然的に赤ちゃんを抱くことになりました。しかも、順調に母乳が出るようになるまで時間がかかったので、赤ちゃんが満足するためには長い時間を授乳に費やさなくてはならなかったのです。

さらに（当時の私としては）悲しいことに、やっと満足して眠った赤ちゃんを布団に寝かせようと思ってそっと置いても、すぐに目を覚まして泣くので、しばらくは抱っこしたまま座っていたり、腕枕をしたまま一緒に横になったりすることが多々ありました。

今思えば、「よくぞ私が抱いているように仕向けてくれた！」という行動ばかり。私の子どもは泣かずにいればあまり抱かない母親だということを知っていたのでは？　などと思ってしまいそうです。でもそれは、冷静に考えてみれば、子どもの個性のひとつであると同時に生まれた直後からほとんど母子が離れていなかったために、「泣けばおっぱいはもらえるし、抱いてもらえる」ということを子どもが学習していたから起こせた行動なのです。

つまり、母子同室と母乳による育児は、母親に赤ちゃんを必然的に抱かせる仕組みだったのです。さらにその母子同室を苦痛に感じないためには、余計な介入のない出産が実現することが重要になってくるのではないか、とも思います。

話しかけの効果

話しかけることについても触れましょう。私は返事をすることのない赤ちゃんに対して話しかけようなどと、自分から思いつくことはありませんでした。

ところが、自分の母親が「話しかけたほうがいいのよ」と言いながら生後2ヶ月の孫に話しかける様子を見て、子どもが喜んでいるように思えたので、自分もなるべく話しかけようと思うようになりました。そして、「今日は空が青いね」とか「お隣は○○さんだよ」などとたあいもないことを話すだけで、赤ちゃんが泣くまでの時間が長くなることを発見したのです。

それは、子宮の中にいたときに馴染んでいた声を聞くことで赤ちゃんは安心するかららしいのですが、もう一つ補足的につけ加えたいのは「子どもがしゃべるようになるためには、母親の話しかけと感情への共鳴が必要」ということです。

返事が返ってこなくても赤ちゃんに話しかけ、赤ちゃんが何かを指差して「あー」とか「うー」とか言うようになったら、「ああ、あれはリンゴね。おいしそうね」などと気持ちを代弁してあげていると、赤ちゃんはしゃべることを覚えていくといいます。

本当の「自立」とは

では、赤ちゃんを抱くことで、何がどのように変わるのでしょうか。まず母親としては抱けば抱くほど赤ちゃんに慣れていきます。そして、愛しいという気持ちもさらに大きくなるような気がします。

赤ちゃんのほうは、まずおっぱいを飲むことで最も安心しているように見えますが、そのうちに母親が抱くことのみでも安心しているとわかるようになりました。授乳を終えてからは、何か不安なことと嫌なことがあるともっぱら抱かれることを望み、眠るときは母親の身体に触れていることを求めます。

それは「赤ちゃんはその子宮の中で感じたぬくもりや、柔らかさや、圧力を安心なものとして覚えていて、それに似た母の胸に抱かれることで、その安心感を無意識のうちに思い出す」(『抱かれる子どもはよい子に育つ』25頁より)からだといいます。

この安心感は自分の存在感を得るために必要なもので、赤ちゃんが存在感を得られれば、自信をもって離れた人ともかかわり合えるようになるそうです。石田氏はそのような状態を「自立」と考えています。つまり、赤ちゃんを甘やかすまいとして、抱き癖をつけないようにと気をつけ、孤立させることは本当の自立にはつながらないのです。

ぜひ、母親になった方は、抱き癖をつけてください。赤ちゃんが重くなってくると身体はたしかにきついのですが、抱き癖をつけて困るのはそのことだけです。

そうして1歳になったころの私の子どもはといえば、人と目を合せ、よく笑い、人見知りも経験しましたが、その時期が過ぎれば人と一緒にいることをとても喜ぶ子どもになりました。気がつくと、ある程度は親と離れて遊ぶこともできるようになっています。

3歳を過ぎた現在は、自我の目覚めによるいわゆる反抗期を迎えて対応にも苦慮していますが、とにかく1歳までは、私にしてみればまあまあこれでよかったのではないかと思えています。「もっとたくさん抱けばよかった。早く話しかければよかった」という心残りもありますが、もし、助産院で経験した母子同室や母乳による育児以外を選択していたら、私の場合は抱く回数がずっと少なかったでしょう。

抱くことができない人

子どもが赤ちゃんのときに母親がたくさん抱いてあげること。そこには重要な意味があり、母乳を与えていれば、自然に抱く回数が多くなる。母乳を与えるメリットはここにもあったのです。でも逆に、母乳を与えられなくても子どものことを抱きたいと思い、実際に抱いてあげられるなら、母乳を与えるだけで放っておくよりも、赤ちゃんにとっては喜ばしいことかもしれません。

重複しますが、人工のミルクしか与えられなかったからといって、母親が自分を責める必要はないのです。母乳を与えることが赤ちゃんに安心感を与えるという事実はあっても、人工のミルクで育てた人が子どもとの関係に悩むとはかぎりません。母乳でもミルクでも、スキンシップを大切にしながら子どもの気持ちに寄り添っていければ、きっと子どもは安心感を得られるでしょう。


ところが、一方で「抱くことがよいとわかっていても、自分にはできない」という人もいます。また、子どもの気持ちに寄り添いたいけれど、やはりできないという人もいます。親としての自分に疑問を抱いたり、自分を責めたり、同じ過ちを繰り返してしまうことを毎日悔やんだり悩んだり。そうした人たちが、現代において少なくないこともまた事実なのです。もしかしたら、第二子以降の出産を控えて本書を手に取ったという方のなかにも、そのような悩みを抱えている方はいらっしゃるかもしれません。

…そう、これから触れていきたいのは児童虐待についてです。赤ちゃんに安心感を与えることの反対が、虐待ではないか。そう考えたとき、私は改めて虐待についてくわしく知りたいと思うようになりました。

大きな社会問題となっている児童虐待について、本書で深く掘り下げることはできないかもしれません。これから赤ちゃんを産もうとしている方に、気持ちが重くなるようなテーマで書き進めることにも正直言って抵抗はあります。ただ、この問題を素通りして「赤ちゃんが産まれればバラ色の生活が待っている」などと締めくくることは、私にはできません。

妊娠中には新しい生活に対してあれこれと夢が膨らんでいることと思いますが、これから始まる育児について、現実も少しだけのぞいてみませんか？

◇児童虐待を考える

子どもに及ぼす影響

私は、児童虐待について考えていくなかで、一冊の本に出会うことになりました。『魂の殺人』（A・ミラー著　山下公子訳　新曜社）…。この本には子どもに対する親の接し方が、子どもの将来にどのように作用するかが、克明に描かれています。ポーランド生まれの著者が、スイスで20年間にわたり精神分析家として治療に携わった後に執筆したもので、おもにヨーロッパで起きた出来事が取り上げられていますが、それらは日本でも充分に起こり得ることだと思われます。なかには、実際に日本で起きた少年事件を思い出させるような内容の描写さえありました。

もちろん、子どものころの接し方によってすべてが決まるということはありません。何事も要因は複雑に絡み合っていると思います。でも、この本を読むほどに、親としては子どもを尊重する気持ちをもって接することが大切だとわかってきます。

興味のある方は、ぜひ一読をお勧めしたいのですが、妊娠中で物事に敏感になっている方は、犯罪描写などがリアルなため、産後しばらく経ってからのほうがいいかもしれません。ここでは、一部を引用してみましょう。

…「子どものころはじめから、意識的にであれ無意識にであれ誰かが痛いことをしたり、心を傷つけたり、約束を果たさなかったりしたのに対して、それにふさわしい形で、すなわち、怒りをもって反応することを許されていた人たちは、大人になっても、このふさわしい反応をする能力を失いません。そういう人は誰かが自分に手を出したのを感じとり、それに対する反応をことばによって言い表すことができることでしょう。ただしこの人はきっと、誰かが自分に何かしたからといってその相手の喉首をつかんだりしようとは少しも思わないはずです。そういうことを考えるのは自分の堰《せき》が切れはしないかといつも用心していなければならない人たちだけです。そういう人たちは堰が切れてしまうと、自分で自分が抑え切れなくなってしまうのです。ですからこういう人たちの中に自由な反応をむやみに恐れたり、わけのわからない憤激に駆られてときどき怒りの真の対象とは別の人を相手に発作を起こしたり、殺人であるとかテロル襲撃という形の

間歇《かんけつ》的な暴力行為に走ったりする人がいるというのもわからないことではありません」（『魂の殺人』81～82頁より）

この本は虐待が及ぼす影響について深く考えるきっかけを与えてくれます。さらに著者は、「自我が発達する以前に行われる欲求退治」も含めて問題であると述べています。

それは、たとえば赤ちゃんが泣いて何かを要求しているのに無視したり脅したりして、やたらに泣かないようにしたりすることなど。いってみれば、親がサイレントベビーをつくってしまうことです。これらの危険性を、著者は10年以上も前から訴えていたのです。

簡単に起こる虐待

では、ここで改めて児童虐待という言葉が具体的に指し示すものを紹介しましょう。最近の日本で実際に行われている虐待について触れた『わが子をいじめてしまう母親たち』（武田京子著　ミネルヴァ書房）によれば、暴力や閉じ込めなどの身体的ないじめ、言葉による暴力や冷たい態度などの心理的ないじめ、保護の怠慢、性的ないじめなどです。文中には具体例がいくつもあげられているのですが、それを一つ一つ読んでいくと、おもに身体的ないじめと心理的ないじめは、どこの家庭でも簡単に起こり得るものだと思えてきます（ちなみに、この本の著者は母親から相談を受ける立場にあり、虐待を「いじめ」と呼んで話をする母親が多いことから、虐待をいじめと置き換えて表現しています。多くの母親がいじめととらえていることも虐待に違いないのです）。

たとえば、しつけと称して子どもをたたくこと、つねること、子どもがまつわりついてきたときに突き飛ばすこと。子どもの性格を批判すること、「そんな子はもういらない。よその子になりなさい」と言ってしまうこと。誰でもしてしまいそうな内容でも、それが頻発し、行われ続けるとさまざまな影響を子どもに与えてしまうというのです。

その影響とは、発育の遅れや精神的な萎縮などになって現れます。実際の行動としては、攻撃的になったり、うそをついて防衛したり、「いや」と言えなかったり、自分を傷つけたりすることが非常に顕著になるといいます。

悩める母親が増えている

西暦２０００年現在、日本では児童虐待が増えているという報道を目にする機会が少なくありません。さまざまな特集番組や、新聞記事、単行本でも虐待を扱っているものがたくさんあります。

具体的な数字としては、「全国児童相談所長会の集計によれば１９９９年度に、全国の児童相談所に寄せられた相談が１２、３７４件にのぼった」（西暦２０００年6月17日付け　朝日新聞夕刊より）というものがあります。5月17日には「児童虐待防止法」が議員立法で成立し11月に施行されました。内容の是非は問えませんが、法律が見直されるほど、多くの人が注目していることには違いないでしょう。

また、社会福祉法人「子どもの虐待防止センター」が東京都居住の母親を対象に行った調査によると、虐待あるいは虐待傾向のある母親は2割以上を占めたという結果も出ています（西暦2000年5月13日付け　朝日新聞夕刊より）。そして、恵泉女学園大学人文学部教授の大日向雅美氏の調査によれば、全国約6000名の母親たちから寄せられた回答のうち、9割の方が「子育てがつらい」そして8割の方が「子どもをかわいく思わないときがある」と答えています（『助産婦雑誌1998年8月号』　医学書院より）。

これらの報道から、親になったばかりの者は何を考えればいいのでしょうか。虐待が起きてしまう背景？　母性について…？

まず、虐待の背景については、多くの機関や専門家の方々が調査し、分析を行っています。おもに、育児をとりまく環境や人間関係などといった社会的な要因と、母親自身が幼少期に虐待を経験してきた経緯などが注目されていることは、ご存知の方も多いでしょう。

前述の『わが子をいじめてしまう母親たち』の著者は、なぜいじめが起きるかを考えたとき、母親の自己喪失、不慣れな子育て、子どもがうまく育たない、人間関係がうまくいかない、といった項目があげられると考え、それぞれにいくつもの事例を紹介しています。

また、社会福祉法人「子どもの虐待防止センター」で相談員をしている複数の方が、実際の電話相談を通じて感じられる要因としては、母親自身が親から虐待を受けたこと、子育てのイメージに対するギャップを感じること、母親としてのプレッシャーを強く感じてしまうこと、母親が孤立していること、子どもを育てにくいと感じてしまうことなどをあげています。


母性については後ほど触れることにして、ここで、私自身のことを少し振り返ってみます。基本的には、赤ちゃんが生後間もなくからおよそ1歳ごろまでのことについてお話ししましょう。

……たしかに、現代の母親にとって育児とは楽しいだけではなく、つらい側面をもつものになってしまっているという実感は私にもありました。

なかでも私がつらいと思ったのは、子どもが生まれたことで自分だけの時間をもてなくなったこと。それはある程度予想していたものの「これほどまでに育児に時間を取られるとは思っていなかった」というのが正直なところです。ここにはたしかに想像していた育児とのギャップを感じました。

多くの女性たちは出産するまで、仕事や趣味や遊びなど自分のために使える時間をもっていたのに、急にそれを自由に使うことができなくなってしまいます。極端に言ってしまえば、食事やトイレの時間さえも自分の意思よりは赤ちゃんの都合を優先しなくてはならなくなるのです。誰からも協力を得られずにそれらに対抗しようとすると、赤ちゃんの大きな泣き声に耐える必要が生じてきます。

虐待の引き金

私は自分のつたない経験のなかから、この「泣き声」に注目してみることにしました。母親が赤ちゃんを優先して物事を進めるのは、もちろん赤ちゃんを思ってのこともあります。でも、「赤ちゃんの泣き声を聞きたくないから」優先するという面もたしかにあるのです。二人目以降になると、泣き声がそれほど気にならなくなるという話も聞きますが、とくに初めての赤ちゃんは「なるべく泣かせたくない」と思ってしまうのです。

そして、赤ちゃんが泣いていると母親は落ち着かず、泣き声が続くとそれをプレッシャーに感じてしまいます。赤ちゃんが泣くことは、要求を母親に伝える一つの手段であり大切なチカラですから、泣くこと自体を責めるわけにはいきません。でも、その泣き声が、実は赤ちゃんに対する虐待のきっかけになることもあるのです。

そのことを実感している著者の本から一部を引用してみましょう。「若い母親たちは、泣くからには何かわけがあるのだろうと思い、ミルクを飲ませ、おむつを替え、あれこれ試みてみて、それでも泣きやまないと、困惑し、不安になり、いらだち、腹を立て、ついには泣く子が嫌いになってしまい、手を上げたり、口をふさいだり、抱いている子どもを投げ捨てたりなどの行為につながっていきます。こういった訴えは多くあり、半数以上が、泣き声が引き金になっていじめが行われています」（前出『わが子をいじめてしまう母親たち』54頁より）

育児をしていれば赤ちゃんの泣き声を聞くのは日常茶飯事。それが虐待の引き金になってしまうとしたら、母親はどうしたらいいのでしょうか。

引き金を封じる乳房

ここで、自分の経験とマタニティビクスを通じて知り合った仲間たちの話から、虐待への引き金を引かないための予防策になりそうなことをあげておきましょう。その一つは母乳を与えることです。

母乳をあげている母親たちの多くは「母乳をあげさえすれば、たいていの場合は赤ちゃんが泣き止む」ことを知っています。たしかに、母乳の分泌が安定するまでは、ミルクを飲んでいる赤ちゃんよりも泣く回数は多いかもしれません。また、母親の食べ物により母乳の味が変化して赤ちゃんが泣く場合もあります。成長が著しい時期には物足りなくて泣くこともあるでしょう。他の要求かどうかも考えずに、あまりにも頻繁に授乳することも問題です。

でも、とにかくおっぱいさえあれば何とかなるということが次第にわかるようになってくるのです。とくに、夜中に泣き続けて困ることがとても少ないのは母親にとってありがたい限り。赤ちゃんの泣き声が虐待の引き金になってしまうのだとしたら、乳房はその引き金を封じる心強い味方となってくれる可能性が大きいのです。

私自身は授乳の間隔が安定するまで、夜中の授乳にも時間がかかり苦労しましたが、おっぱいを口に含んでさえいれば、赤ちゃんはあまり泣きませんでした。そして、母乳を飲み終わっても乳首をくわえていたいと要求し、そのまま眠るということがよくありました。母乳が出ないという方も、泣き止まずに困ったときは、とにかく乳首を口に含ませてみてはいかがでしょうか。また、授乳をしていても泣き続ける場合は助産婦さんなどの専門家に相談することが必要です。

母乳以外の予防策としては、やはり抱くことがあげられます。私個人の印象としては、生後間もなくの赤ちゃんは抱いているだけで泣き止むということが少なかったので、「抱いていれば赤ちゃんは泣き止む」とはいえません。でも、成長とともに抱くだけでも泣き止むようになってきます。ですから、ミルクを哺乳ビンで与えるときも赤ちゃんを抱くように心がけるなどすれば、赤ちゃんの泣き声に関する悩みは減らせるのではないでしょうか。

ここで気をつけたいのが、赤ちゃんが泣いても無視していると、赤ちゃんがあきらめてしまうこと。そうして泣かなくなった赤ちゃんは、前述したサイレントベビーになってしまう可能性があるのです。それよりも、自分の感情をきちんと出せて、元気に泣く赤ちゃんでよかったと思えれば、少しは泣き声が気にならなくなるのではないでしょうか。私がサイレントベビーについて知ったのは授乳を終えてからなので、泣き声に直面していたころはそのように思えなかったのですが。

周囲の協力は欠かせない

次に、虐待の背景として子どもに慣れている母親が少ないという現状についてですが、たしかに背景としては昔に比べればそうだといえるでしょう。赤ちゃんにどう接していいかわからないという気持ちは私もよくわかります。でも、子どもにいくら慣れていても、母親としていつも子どものことを気にかけ、泣き声に対する責任をすべて負うというような状態は、実際に当事者にならなくてはわからないことだと思います。保育士として仕事をしていた友人も「母親になることと保育はぜんぜん違う」という感想を述べていました。

そうした状況を理解し、育児や家事の手助けをしてくれる人が周囲にいるかどうか。これは、母親にとって大きな問題です。生後間もない赤ちゃんに対してはほぼ24時間体制で毎日毎日同じことが続くのですから。時々は他の人の手も借りないとまいってしまいます。育児と家事を両方担うのは想像しているよりもずっと大変なことなのです。

私の場合は、周囲の理解については恵まれていたので、授乳以外のことは手助けをしてもらえました。また、気持ちが煮つまったら、授乳の合間だけ出かけることもできました。

周囲の協力を得られない場合は、自分から進んで協力を要求することが必要です。周囲の人との相性や、さまざまな要因で助けを求められないこともあるかもしれません。そうしたときには、一つの手段として、赤ちゃんと接すること以外の家事をときには放り出してみるくらいのことができれば、「一人きりで何もかもやらなくてはならない」という状態から脱出できるかもしれません。そして、そのときお父さん方は、家事ができていないことをどうか責めずにいていただきたいのです。さらに、育児に多くの時間を費している妻の気持ちを受け止めてもらえるようお願いしたいと思います。

おおざっぱな母でいい

続いて虐待の背景にあげられる、子どもがうまく育たないとか、育てにくいと感じるということについて考えてみます。この点については主観的な感じ方が関わってくるのでむずかしいのですが、子どもの発育に関してはたいてい誰もが気にして、いろいろな情報をもとに自分の子どもはどうかと照らし合わせてしまうものです。また、自分なりに「こういう子どもに育ってほしい」という目標や理想があったりもします。

たとえばオムツ外しを急ぐことは、虐待のきっかけになることが多いようです。また、せっかくつくった離乳食なのに子どもが食べなかったということも、虐待の引き金になります。「一般には何ヶ月までに〜ができるようになる」といった情報なり目標なりにとらわれてしまうことから、悲劇は生まれることもあるのですから、こだわりすぎには気をつけたいものです。

私自身は母乳にこだわってきたので「こだわるな」と言うのは矛盾しているようですが、母乳にこだわっていると、他のことはあまり気にならなくなるのです。それは個人によって違うことで、とくに私はズボラだったともいえるのですが「オムツが外れるのなんていつでもいいや」とか「離乳食を食べ始めるのも遅ければ自分が楽だ」などと思っていました。

親としてできるのは、ありのままの子どもを認め、子どもをずっと見ていることですから、そのなかで少しでも成長した部分が見つけられればいいのではないでしょうか。そして、どうしても気になることが生じたときに、気軽に相談できる場所があること。これも大切なことです。私にとっては助産院が頼りになるところだったので、何でも相談でき、授乳を終えるまでは深く悩まずに過ごせたという面もあります。

でも、どうしても子どもの発育や自分の目標に執着してしまうという人もいるかもしれません。おおざっぱがいいと言われても、そんなのは嫌だと思う方もいらっしゃるでしょう。もちろん、虐待につながらなければ問題などないのですが、こだわりすぎて子どもに手を上げそうになったり、子どもにたくさんの制約を設けたり、言葉で子どもを責めたくなってしまうとしたら、「自分は助けを求めてもいいのだ」と認識してみてください。

心の傷に寄り添って

もう一つ、虐待の重要な背景について触れなくてはなりません。それは母親自身が虐待を受けてきたかどうかということです。幼いころ、心に大きな傷を受けてしまった場合に起こり得ることについて、社会福祉法人「子どもの虐待防止センター」専任相談員の辻野恵子さんにお話を伺いました。

辻野さんは、おもに母親からかかってくる電話相談を受けながら、母親たちが少しでも苦しい思いから開放されるようにと心を配っている方のお一人です。東京都にある同センターへの電話相談は、年間におよそ4000件も寄せられているといいます。

「子どものころ虐待を経験している人のなかには、出産後すぐに赤ちゃんを見たとき、まるで異星人のように不可解で不気味だと、赤ちゃんの存在そのものを拒否してしまう人がいます。それではとても授乳ができないし、抱くこともできません。また、日常の生活のなかで子どもにとって何がいいのかと真剣に考え、抱くことがよいと知っても自分にはどうしてもできないと悩む人もいます。幼いころの傷はなかなか癒えないのです。もちろん、心の傷の度合いによって、自分の子どもに対する気持ちも違うし相談内容も異なるので、虐待を受けた人は全員、子どもを抱けないということはありません。

とにかく、電話相談では話をじっくり聞くことから始めます。こちらから相談者の過去について聞くようなことはありませんが、おそらく虐待を受けていただろうと思われる方が相談件数の半分以上を占めているという印象を受けます。

また、虐待を受けていても虐待を繰り返さないという例もあるし、虐待を受けていなくても子どもを虐待してしまうケースもあります。全体的な印象としては育児に対して不安を抱えている人がとても多いということです。虐待には至らなくても、不安を訴える電話相談はかなりの数に上りますし、子どもをかわいいと思えないという相談も多くなっています。また、育児をしていく上で理想と現実のギャップにつまずく人もとても多いと感じます」

それでは、心に傷を負ってしまい子どもを抱けなかった人は、ずっと子どもを抱くことはできないのでしょうか。「当センターでは、子どものころ親から虐待を受けるなどして苦しい思いを抱えている人たちが、それぞれの思いを話し、お互いに共感し合ったりすることで一人一人の心の傷を見つめなおす治療的グループを運営していますが、時間をかけてそのグループに参加することで、子どもを抱けるようになったという人もいます」と話す辻野さん。

子どもの虐待防止センターでは、苦しい思いをしている人が自分の本当の感情に出会えることを願い、悲しいとか腹が立つといった気持ちに寄り添っていこうと考えているのです。

助けを求めることも育児

辻野さんのお話からは、児童虐待という重いテーマのなかに、誰でもそこから抜け出せる可能性があることを感じとることができます。また、逆に誰でも苦しい思いを抱えてしまう危険性があることも示唆しています。「育児に取り組む上で、虐待をしてしまう人はもちろん、虐待をしてしまいそうだと思うこと、何となくいつも不安や不満を抱えているというだけでも心は苦しいものです。そうしたとき、気軽に当センターなどに電話をかけて話をしてください。SOSを出すのは、育児を楽にするために大切なことなのです。母親失格などと思わないで、サポートを受けるのは当たり前だと思ってください」。辻野さんをはじめ、相談員の方々は声をそろえてこうおっしゃいます。

虐待という行為そのものはもちろんあってはいけないのですが、多くの人は虐待をしたいと望んでいるわけではないのです。子どもに悪いとわかっていて、やめたいのにやめられない。もしもそうなってしまったら、すぐに誰かに相談する必要があるでしょう。

また、周囲の協力を得られない、子どもの発育にこだわりすぎてしまうなど、母親としての気持ちに何か苦しさを感じたときも、誰かに話を聞いてもらうことで気持ちが軽くなることもあるかもしれません。
最近では各自治体でも母子についての相談窓口を設けているところがあるので、地域の広報誌などを見て探してみてください。児童相談所も虐待について相談を受け付けています。ただし、母親の気持ちをしっかり受け止めてくれるかどうかを個々に取材していないので、もしかしたら対応に問題があるところもあるかもしれません。母親を責めるような窓口にぶつかってしまったら、他を探したほうがいいでしょう。

子どもの虐待防止センターの「子どもの虐待110番」では、虐待に関する悩みはもちろん、妊娠中から「赤ちゃんが生まれることを楽しみに思えない」などと悩んだり、出産に対して強い不安感を覚えたり、自分の親への不満を抱いてしまう場合も、相談に応じてくれます。電話番号は巻末の〈連絡先一覧〉に記しました。

◇愛する力は引き出される

自分を責める前に

ここで、児童虐待の背景について少しまとめてみましょう。

まず、現代社会という背景は、赤ちゃんを産んだばかりの母親たちだけで築いてきたものではありません。核家族だから、子どもに慣れていないからといって責められる必要はないのです。幼児期に虐待を受けていたとしたら、それは当然本人に非があったわけではなく、むしろ被害者だともいえます。

そして、母親になり自己喪失感を感じてしまうのは、女性がさまざまな制約からある程度解き放たれて自由を得た現代においては、仕方がないことだと私は思います。また、人間関係を良好に保つには努力がいるものの、それでも夫や周囲の理解と協力を得られないのであれば、育児が苦痛であると思うのは当然です。

つまり、虐待の背景にあると思われることは、母親たちだけに問題があるとはいえないことなのです。


では、虐待をしていなくても「子どもを愛せない」という気持ちに悩んでしまう場合についてはどうでしょうか。私は、母親の子どもに対する気持ちは、「母性」という言葉が鍵を握っているような気がしました。また、母性は虐待を考えるときにも重要なテーマとなるだろうと多くの人が考えており、実際に各メディアでたくさんの意見が展開されています。なかには親となっても母性を感じられない女性の特質を嘆くようなものまであることはご存知の方も多いでしょう。

しかし、どうやら母性はそれぞれの女性がもつ本来の特質だけに左右されるものではないようなのです。これから母性を取り上げて話を進めるのも、やはり母親たち自身が責められるべき必要はないと思うからです。

大変だけど愛せる理由

母性について考えるとき、私はまず自分のことを振り返ってみました。そもそも出産するまでの私にとって、母性などという言葉は、自分には関係のないものだと思っていたところがあります。女性に母親としての理想像を強要されているような響きがあることから、避けてきたという面もあります。友人の子どもたちに会ってかわいいと思っても、自分に育てることができるかと考えると及び腰になることが多かったので、自分には母性などないのではないかと感じることもありました。

でも、そんな私が、出産し子どもを育てていくなかで「これが母性と呼ばれているものだろうか」とふと感じるときがあったのです。それは、たとえばオムツを替えるとき。赤ちゃんの便を処理するようなことを、積極的にやりたいとまでは思わないけれど、平気でできている自分に気づきます。それから、赤ちゃんの顔を見たり、甘い匂いをかいだりするのが嬉しいと感じること。そうしたことを、出産前に想像することはできませんでした。

自分自身でも最も驚いたのは、やはり子どもをかわいいと思えることです。しかも「かわいい」と思う気持ちそのものが、これまで赤ちゃんを見たときに感じていたものとどこか違うのです。これまでの章では愛しいという表現をたびたび使ってきたように、その感情は視覚的なものから起こるのではなく、身体の奥から熱を伴ってわいてくるという感覚なのです。それは恋愛のときに感じる愛しさとも違います。だから私の場合は、出産後に何らかの変化があったことは確実なのです。

「子どもがかわいいと思えない」「かわいいはずなのに、愛せない」……。これは、「子どもの虐待110番」に寄せられる相談のなかにたびたび登場する言葉だそうです。親になった者として想像すると、それは育児に取り組む上で大きな苦痛となり得るだろうと感じます。かわいいという気持ちをもてなければ、赤ちゃんを育てるという行為を続けるのは至難の業です。そして、多くの人はそんな自分を責めてしまうでしょう。「自分には母性がない」「愛せない悪い母親だ」と。母親たちを苦しめる、愛せないという気持ちが起きてしまう理由は何か。あるいは、逆に愛する気持ちが起きるのはなぜか。そのことを考えてみたいと思います。

私の場合は、育児をつらいと思い不満が高まるところまでは経験しても、そのことで赤ちゃんをうとましく感じたり、「産まなければよかった」という気持ちが起きることはありませんでした。つまり、育児は大変だけれど子どもを愛せた。それで、結果的に子どもが3歳になった現在までのところは、虐待してしまうと悩むことはありませんでした。愛せるのに虐待してしまうという人もいるかもしれませんが、私の場合は子どもを愛せることが、虐待を防ぐ一つの手段にもなったのではと感じています。

私の背景としては、周囲の協力が得られたことが大きな救いでした。自分自身が虐待されたという記憶もありません。その二つがおもな「愛せる理由」なのかもしれません。さらには途中で虐待の恐さを知ったことで、それは避けようという意識が働いていたことも事実です。でも、果たしてそれだけでしょうか。

「大変だけれど愛せる」。私のこの気持ちはどこから来て、どうやって保っていたのでしょう。出産前には、あれほど子どもへの接し方に不安を抱えていたのに。

母性の発芽について

その答えを自分では見つけ出すことができなかったので、ここで、専門家の意見を参考にすることにしましょう。

「母子の親密さを保障する最適のものとして母性愛が一般に考えられている。母性愛についての考え方は人によってさまざまであるが、ここでは、母性愛を、より生物学的で本能的なものに根ざしたものとして考えておきたい。極言すれば、出産を体験した母親が、出産後しばらくの間、子どもに対する感受性を極端に高める身体的メカニズムを問題にしている」

…これは、『母子関係の臨床心理』（松尾恒子著　日本評論社　109頁）からの引用です。

母性というものを考える際、私はまず自分の経験から「これがおそらく母性というものだろう」と想像して主観的にとらえていましたが、この本を読むことで母性を客観的にとらえられるようになりました。それは、母性が女性側の感覚だけ、あるいは男性側の理想だけによって語られることのない生物の本能という視点からのアプローチだったのです。

甲南大学の教授である松尾氏は、国内外の学者による理論と自身の研究に基づき「乳幼児期における母子関係の重要性」を考察しています。そして、母子関係を説く上で、生物学的な母性はとても重要な役割を果たしていることにも言及しています。


その「母性」は、出産前から「子どもが大好き」という人もいることから、もともと女性に備わっている場合もあるようですが、出産によって改めて芽生えるものでもあったのです。また、出産を経験しなくても子どもと接することで芽生える場合もあるようです。その芽生えはさまざまな状況により妨げられてしまうこともあります。さらに芽生えた母性を育て、保っていくためには必要な条件があるのです。

子どもが好きとは言えなかった私が、出産後すぐに気持ちの変化を感じたことは第2章ですでに述べてきました。それは、出産直後に子どもを抱いたことで、オキシトシンというホルモンの分泌が高まったからではないかと推測したことを覚えている方もいらっしゃるでしょう。オキシトシンは、動物実験によれば子どもの面倒をみたいという必要性に駆られるホルモンです。

それは、母親側から見れば、かわいいという感情がわかなければ子どもの面倒をみたいと思わないことから愛情にも関係したホルモンではないかと考えられます。つまり、子どもに対する気持ちには母親のホルモンが作用しており、出産直後の感受性が高まっているときに子どもに出会い、抱くことで分泌が高まる。この点に母子関係の専門家も注目していたのです。

もちろん、出産後にじっくりと母と子が対面できなくても母子関係は良好という場合はあるのですから、出産しただけでホルモンの分泌が高まることもあるのでしょう。でも、子どもに対する気持ちに自信のない人は、母性が芽生えるチャンスを逃さないに越したことはありません。

〝絆《きずな》〟を考える

次に、母と子のよりよい関係について考えていく上で、その継続性を表すものとして「絆《きずな》」という言葉が浮かんできます。絆とは何かを探るのは非常にむずかしいことですが、ここではまず母と子がどのように結びついていくかを考えてみます。それにはやはり母性と同じように生物学的な視点から取り組むべきでしょう。

「この母性本能は分娩後24時間以内に急激に高まり、一定の期間持続するとされている。その期間は、スピッツらによれば1週間ぐらいと考えられている。母乳の分泌がたしかになるのは出産後2〜3日から4〜5日かけてで、しかも新生児が母乳を吸う行為を確立するのは誕生後4〜5日のうちである。この期間をすぎると母乳からの授乳が難しくなることを考えると、出産後4〜5日の期間は、母と子が生物学的な結びつきを確立するための臨界期とも考えられる。授乳行為が定着すると、もはや母性本能はその行為によって支えられ定着していくからである」（前出『母子関係の臨床心理』１１２頁より）

「母親に代わる育児のエキスパートによって、衛生的に隔離された新生児室で育てられる子どもたちが1週間後に母親のもとに完全に返された時には、母親の母性本能は減退し、母親は育児の仕方をエキスパートから学習する」（同書１１３頁より）…。

これらの引用からわかるのは、母性本能が高まる時期はおよそ1週間と考えられており、その間に母と子が完全に離されてしまうとしっかり結びつくことができないかもしれないということです。さらに、授乳が母性本能を定着させていくことにも触れるとともに、多くの病院で行われている母と子を引き離すことの問題が明らかにされているのです。

母と子の結びつきについてもう少し踏み込んでみましょう。動物の習性として「刷りこみ」と呼ばれる現象があるのですが、生まれたばかりの子どもが自分の親を認知するための期間は種によって一定で、その期間を過ぎると母親と認めることができなくなるといわれています。

人間の場合は誕生後数分で刷りこみが行われるようなことはなく、その期間にはさまざまな説があるということですが、出産後間もなくのホルモンの高まりなどを考えると、やはり出産直後から1週間ほどの時間はとても大切なものだといえます。

母親が子どもに愛情を感じ、子どもはこの人が母親だと認める。そうしたお互いの働きかけがあって、初めて母と子は結びつきます。そうした動物的な関係が絆を築くことにつながっていくのではないでしょうか。母性ももちろん大切ですが、思いが一方通行では報われません。母と子のスタート地点は一緒にいること、すなわち産院のシステムとして母子同室であることにはこのように大きな意味があったのです。

母性を育てるもの

さらに、「母性本能を定着させる」授乳について考えていきます。第3章では母乳によって赤ちゃんが安心し、母親も安心できることをお話ししてきました。そのことに加え、どうやら授乳は母性にも影響を与えているようです。

母乳を与えるために必要なホルモンのひとつにプロラクチンがあります。これは早期に授乳を開始するほど、赤ちゃんが吸えば吸うほど多量に分泌される。プロラクチン濃度は分娩後12週間で最高になり、少しずつ低下するが、人工哺育の人より高い水準を保ってゆく（前出『母乳哺育おかあさんたちとのQ＆A』より）といいます。そして、プロラクチンは「子どもに夢中になるホルモン」（前出『サイレント・ベイビーからの警告』より）であるともいうのです。言い換えれば母性を保っていくことができるホルモンだと解釈することができます。

私自身は授乳によって母性を保っていたと実感することはありませんでしたが、考えてみれば最初のころ授乳に苦労しても、赤ちゃんを憎く思わなかったこと、授乳をやめるまで愛しいと思う気持ちが続いたことはプロラクチンのおかげなのかもしれません。では、授乳を終えてから愛情がなくなったかといえばそんなことはないのですが、感情に変化があったことは事実で、子どものことを少し離れて見られるようになったと言えばわかっていただけるでしょうか。

授乳しているときはそれこそ身体と身体がつながっていて、自分の身体の中からわき出てくるものを与えているわけですから、一体感があります。授乳による安心感を共有している喜びもあります。それらがなくなったとき、成し遂げた充実感とともに「母と子は特別な関係だった」と振り返ることができました。

さらに個人的な感覚をつけ加えるなら、赤ちゃんを抱くこと、赤ちゃんが反応してくれることでも母性は育つのではないかと思います。赤ちゃんの肌の感触はとても気持ちがいいものだし、笑顔や明るい声は本当に母親を安らいだ気分にさせてくれます。

そうしたリラックスした状態では、きっとホルモンの分泌も活発になっているのでしょう。また、母と子がお互いによい気持ちになれるスキンシップなどでかかわり合いを続けていくことは、たしかな絆を得ることにつながっていくかも知れません。

母子同室の恩恵

このように母性について、絆について考えていくなかで、出産直後から授乳を終えるまでの期間が、母親の子どもに対する気持ちに影響を及ぼすかもしれないとわかると、本人の意思や希望とは違う感情が働くこともあるのではないかと思えてきます。つまり、子どものことを愛せるかどうかは、生物としての本能的な力が引き出されているかどうかにも左右されるということです。母性は、出産しただけ、育児をしているだけでは芽生えないこともあるのです。

生物としての本能的な力、子どもを愛する力は、出産直後に肌がふれあい、産後の1週間はなるべく一緒に過ごし、授乳について的確なケアが受けられる産院であれば引き出される可能性が高くなります。私の体験を振り返っても、母子にとって何が重要かを知っている助産院にさまざまなサポートをしてもらったからこそ、子どもに対して「愛せない」とか「産まなければよかった」と感じたことがないのではないかと思うのです。また、アンケートによれば、「子どもを産まなければよかったと思うことがたびたびありますか？」という問いに対して「はい」と答えた人

「現在“母子の絆”を感じていますか？」

感じる（79人）・感じるかもしれない（37人）…計116人／120人中

「感じる・感じるかもしれないと答えた方、母子同室は“母子の絆”に効果がありましたか？」

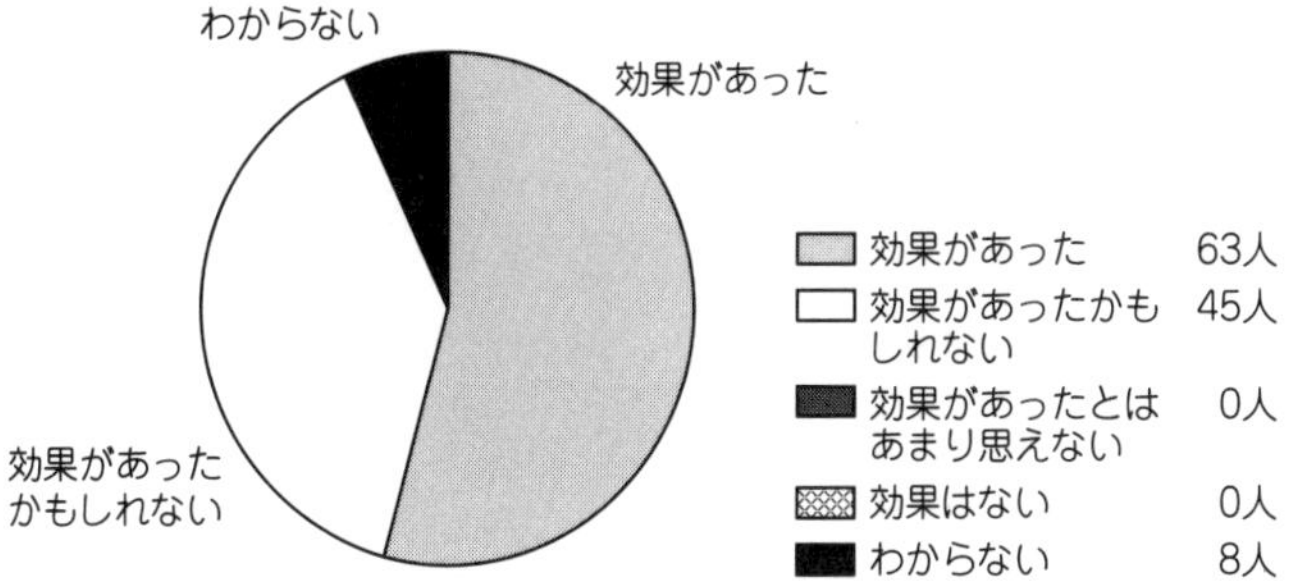

「感じる・感じるかもしれないと答えた方、母乳育児は“母子の絆”に関係がありますか？」

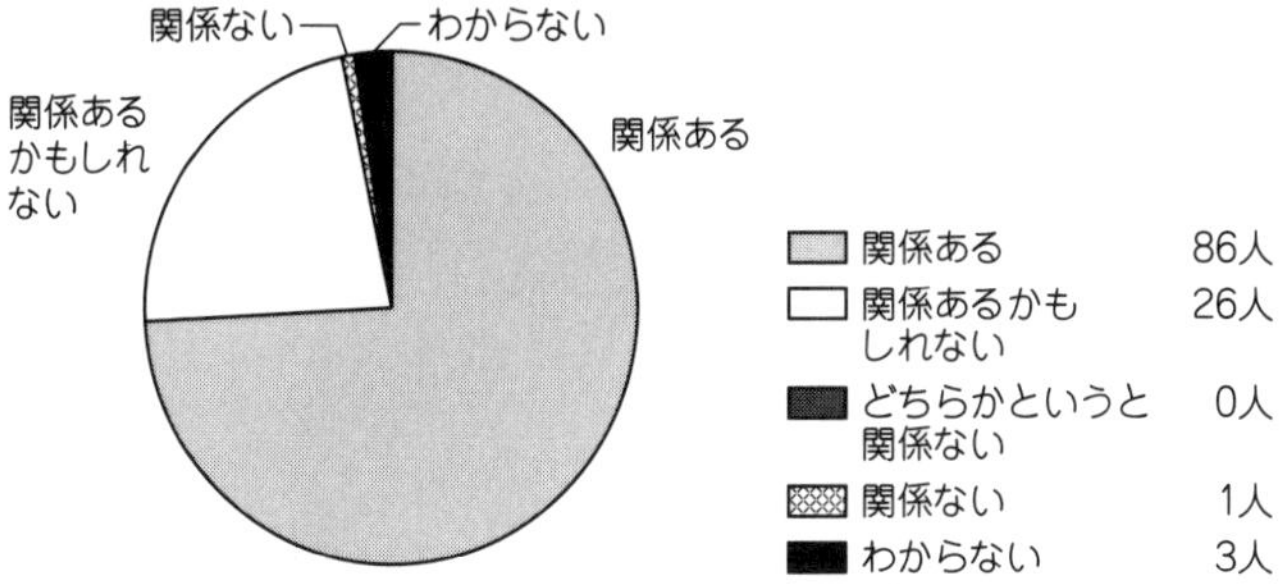

〜のぞみ助産院で出産したお母さんたちへのアンケートより〜

はいませんでした（巻末に記載）。

だから、とくに子どもが苦手で親になることが不安だという人は、特別な理由がない限り出産直後から母と子が引き離されてあまり会えないような状況は避けたほうがよいのではないでしょうか。

もちろん、母子同室の産院ならば全員が子どもを愛せるかといえばそうともいえず、前述したように過去に受けた心の傷により赤ちゃんを抱けないという人もいます。そういう場合は抱くことを強要できません。また、助産院で出産しても、子どもをたたいてしまうと悩む人もいます。逆に、母子別室で過ごし、人工のミルクで育てたけれど子どもを愛せる人もいます。

では、産院側はこの愛する力が引き出される可能性をどのように考えているのでしょうか。

ここで、実際に病院で多くの母と子を見てきた結果、母子別室でミルクを与える従来の方法のなかでは、母親としての実感がもてずに、不安や混乱を抱く母親がとても多いことに気がついた医師の方をご紹介しましょう。

産院ができること

聖マリアンナ医科大学横浜市西部病院の周産期センター長である堀内勁氏は、新生児にとってよりよい環境を探るなかで、母子同室の効果に注目し、病院のシステムを変えてきた方です。

また、小児科医としての診察を通してサイレントベビーの増加にも危惧を抱き、前述の『サイレント・ベイビーからの警告』という本も著しています。この著書のなかで、堀内氏はサイレントベビーが急増する理由として、出産直後の乳児のケアを取り上げ、日本にある産科のほぼ7割(西暦2000年現在)が母子別室になっていることを指摘しているのです。このように、病院の内部システムの変革を、病院側の方が必要と論じていることをとても心強く感じます。

堀内氏は著書のなかで母性についても触れ、「私たちの中に組み込まれている本来的な特性は、そうそう簡単に崩壊はしません。ですが、それが素直に働かなくなる、表面に現れにくくなることはあります」(『サイレント・ベイビーからの警告』36頁より)と言い、その原因にはさまざまな社会的背景が考えられるが、一つには多くの病院が子どもの世話を集団で効率的に行うことが含まれていると続けています。それはやはり、母子別室が母性の働きを妨げているということです。

実は、このような指摘はつい最近始まったことではありません。国立岡山病院の院長であった故山内逸郎氏をはじめ、聖路加国際病院名誉医長である山本高治郎氏、東京大学名誉教授・国立小児病院名誉院長である小林登氏といった方々の著書にも、出産直後の時間の大切さや授乳による母と子の働きかけについて触れている個所が見られます。それにもかかわらず、実際には多くの病院で母子別室が採用されている。そうした現実をどう受け止めればいいのでしょうか…。私は、堀内氏が勤務する病院を訪ねてみることにしました。

実際に多くの母と子を見て自ら必要性を感じ、母子同室へとシステムを変えていった堀内氏は「それは、自分一人で成し遂げたことではありません」と謙虚に話す方でした。一方で、「ベルトコンベアのように母子別室で管理し、送り出すほうが病院にとっては楽なのです」と同室が広がっていかない理由を率直に述べてくださいます。多くの病院の認識不足が母と子に与える影響を心から危惧しているのです（2001年になってから、幸いにも母子同室を採用する病院が増えているという報道がなされるようになりました。でも、まだまだ別室の病院は存在しています）。

そして、授乳は母と子の絆を深める最高のコミュニケーションであるという認識から、同病院では授乳のために必要な条件を満たし、新米の母親を精神面でも支えることを心がけていました。その結果、産後1ヶ月の健診時に母乳のみで育てている人が90％以上になったといいます。

また、聖マリアンナ医科大学横浜市西部病院がシステムを変えていくことですぐに何もかも好転したかといえば、そんなことはなかったようです。たとえば、母親に母乳のよさを知らせ、サポートしていこうと思っても、「別室がよい。ミルクでよい」となかなか受け入れてもらえなかったり、院内の助産婦からも「仕事が増えるのでは」と不安の声があがったりしたということです。それでも、母子同室を実行し母乳を勧めていくうちに、母親たちの乳房のトラブルが減り、退院後に入院中とのギャップを感じて悩む人が減ったそうです。助産婦の仕事が増えることもなく、むしろ夜間の仕事は減り、心のケアに時間をかけられるようになったといいます。堀内氏の印象では「病院内のスタッフが漂わせる雰囲気まで変わり、穏やかになった」とのこと。

同病院、周産期センター婦長の飯田ゆみ子氏は、「最初は私自身もミルクを足さなくて大丈夫なのかと心配していたのですが、やがてお母さん方にも『大丈夫よ』と確信をもって言えるようになりました」と話してくれました。今では、他の大きな病院から、母子同室にするにはどうすればいいかと相談を受けることもあるそうです。

周産期センター内には「かながわ母乳の会」の事務局が設けられており、母乳育児支援の輪を広げていくための情報の共有と交流も行っています。その活動は病院内だけにとどまらず、地域の医療者や助産婦、母と子に直接かかわり合っているのです。

また、同病院には臨床心理士も在籍しているので、出産後に心理的な問題を抱えてしまったときには診療を受けることができます。そして、妊婦が何か重大な悩みを抱えていたり、心に傷を負っていることがわかったりした場合などは、院内でチームを編成し母親を支えていくことが可能になっています。

昨今の母子事情に敏感に反応し、病院としてできることはすぐに取り組む。変革に困難が伴っても、時間をかけて議論を重ねることで乗り越える。こうした姿勢は、センター長である堀内氏と婦長である飯田氏の人間的なスケールに拠るところが大きいと思われますが、このようなことが可能だと、なるべく多くの産院に知ってもらえることを望みます。

産院が母と子の関係についてしっかり認識し、母子同室で的確なケアを行い、授乳の確立のために必要なことを伝えていけば、子どもを愛せる母親はもっともっと増えるのではないか…そして、子どもへの虐待は減っていくのではないか…という期待を込めて。

（ちなみに、同病院の出産については、ハイリスクの妊産婦を広く受け入れていることから医療措置が必要な場合が多く、自然に則した出産に積極的に取り組んでいるとはいえません）

◇ 1歳までの大切さ

人生の土台

ここで、これまで子どもへの接し方について触れる際、度々「1歳まで」を一つの区切りとして繰り返してきた理由についてお話ししましょう。

「母子関係の臨床心理」を著した松尾氏によれば、人生には成育していく過程のなかで大きな変化が起こる期間があって、誕生後1年までの早期幼児期と呼ばれるときがすべての基本になる、というのです。この時期は、専門的な言葉でいえば「基本的安全感」や「基本的信頼感」が獲得できます。

それは、心の根底の部分で「自分は安全なところにいる」という感覚や「自分と自分のまわりの世界や人々に対して信頼できる」という感覚が得られるということです。そのために必要なものが、母親との密接で温かい関係なのです。つまり、母親が赤ちゃんを抱くこと、スキンシップをはかることで、赤ちゃんは心の底から安心し、周囲を信頼し、そして自分の存在を認められるようになるのです。

そして、赤ちゃんはまず特定の一人の人としっかり親密な関係を結ぶことが望ましいといわれています。その一人が何らかの事情でやむを得ず、父親であったり他人であったりする場合を除き、生後1年においては母親との関係が最も重要なのです。これが、第3章で父親が登場したときに触れた「母と子の濃密な関係がもつ意味」につながります。だから、赤ちゃんが母親ばかり求めるようになったら、父親としては寂しいかもしれませんが、ぜひ喜んであげてください。

そうかといって、ときには父親の手を借りたいと望むのは赤ちゃんをもつ母親の本音なので、「では赤ちゃんはすべて母親まかせ」と思われてしまっても困ります。イメージで伝えるとすれば、「父親には赤ちゃんを抱く母親ごと、抱擁していてほしい」のです。

では次に、なぜ抱くことやスキンシップが心理面によい影響を与えるのでしょうか。その理屈に踏み込んでみましょう。

前述の堀内氏によれば、「最も早く発達するのは触覚であり、出生後の早い時期は主に触覚からの刺激によって脳が活発になり、成長する。それは情を支配する脳で、甘えを受け入れられた経験を積み重ねると、安心感が無意識の世界に定着し、その人の情緒を安定させてくれる」のだそうです。つまり、赤ちゃんが泣いて訴えたとき、母親が抱き上げ、肌に触れることで、情緒を受けもつ脳が育つのです。

一般的には将来子どもの記憶に残らないといわれている時期や、こちらからの働きかけに対してあまり反応が返ってこない時期は、まだ人間として不完全と思われている傾向があるのですが、むしろそうした時期をないがしろにはできないということです。生後1年という時間はもっともっと注目されていいのです。

それは、赤ちゃんがおよそ1歳までに過ごした時間が、赤ちゃんの人生の土台をつくるからです。この章で引用した著書の多くは、さまざまな表現を用いてそのことを訴えています。

年を重ねるごとに人はあらゆるところからさまざまな影響を受けていくのですが、土台となる部分がしっかりしていなければ、何かダメージを受けたときなどに、耐えきれなくなる可能性があるといいます。土台を丈夫にしておくために必要なのが、赤ちゃんに安心感を与えるスキンシップです。

私は赤ちゃんを育てる上で「人生の土台を築こう」と考えることなど、まったくありませんでした。でも、「情緒が豊かな子に育てたい」と思ったことはあります。そのときは漠然と、幼児期には動植物に接するよう働きかけよう、と考えることはあっても、赤ちゃんにスキンシップをすればいいなどと思いつくことはありませんでした。そして、スキンシップこそが情緒を育てると知ったとき、子どもはすでに1歳を過ぎていたのです。

幸い、母乳をあげていたためにある程度のスキンシップははかれていたと思うのですが、やはりもっと早く知っていれば、と悔やまれます。だから、できれば妊娠中の方々に1歳までの大切さをお知らせしたいと思ったのです。

思春期の爆発

では、人生の土台がしっかりしていないというのはどういうことで、実際にどのような問題が起きてくるのでしょうか。多くの人が今最も気にかけている「子どもたちが思春期を迎えたとき」を例にあげてみましょう。

思春期とは成長の過程で揺れ動きの激しい時期にあたり、それは急激な身体的変化を背景にしています。いわゆるホルモン・ラッシュといわれるもので、身体と情緒の不安定さが同時的に起こってくるのです（前出『母子関係の臨床心理』より）。

このような心と身体が共鳴している状態は、生後1年までの赤ちゃんと共通している部分があるため、思春期と早期幼児期には深いつながりがあるといわれています。どちらも同じように成長が著しい時期で、心が大きく揺れ動くのです。

そして、思春期は次のような一面ももち合わせています。「この時期には人間の心と体の内部環境が激変するために、内部から激烈にわき出てくる未熟な本音の部分を、外部からの規範や押しつけを建前で理解していた知性の脳ではコントロールできなくなるのです」（『サイレント・ベイビーからの警告』200〜201頁より）。ここに、さまざまな形で現れる思春期の爆発を、そして最も極端な例として、通常の感覚では理解できないような少年犯罪が起きてしまう原因の一つを垣間見ることができたように思います。

もちろん、先にも述べたように赤ちゃんのときの接し方だけで犯罪が起きるということではありません。でも、「不安定な状態から守るものは早期幼児期に心理生物学的に身につけた自分と自分のまわりの世界や人々に対する『基本的信頼感』である」（前出『母子関係の臨床心理』84頁より）と松尾氏が述べているように、思春期を乗り越える基礎的な力を育てられるのは、やはり赤ちゃんのときなのです。その基礎の上にさまざまな影響が降り積もっていくのです。

これから子どもをもつ人にとっては思春期など遠い先のことのように思えるかもしれません。でも、必ずやって来る子どもの未来に向けて、妊娠中から考えておくことはきっと大きな意味をもつはずです。

また個人的には、子どもが思春期を迎えるときを恐れるような気持ちをもっていたのですが、思春期の爆発について知ることで、とりあえず赤ちゃんのときに親がするべき最低限のことはできたのではないかと思えるようになりました。そして、子どもが成長して、お互い上手に話ができなくなったとしても、赤ちゃんのときに結ばれたであろう目に見えない絆が支えてくれればいいなぁという期待も抱けるようになっています。

子育てのやり直し

赤ちゃんと母親のスキンシップが人生の基礎をつくり、思春期を乗り越えていくための力にもなる。すでに成長した子どもをもつ母親の方がそのことを知ったときには、大きな後悔の念にかられることもあるかもしれません。

幸いにしてある程度スキンシップをしてきた私も、「もっとこうすればよかった」「あのときのことは大丈夫だろうか」と後悔することが多々あります。また、どうすればいいかを知っていても、実際にはそのようにできない場合もあります。いってみれば、完璧な育児などなかなかできないのです。

でも、たとえ何か間違いがあっても、子どもの様子がおかしいと気づいたとき、そのときからでも親としてできることはたくさんある。そのことにも触れたいと思います。母と子にとって特別に大切な時間はたしかに存在しても、育児のやり直しはできるのです。


前述の松尾氏は、自閉的な傾向や情緒障害をもった子どもたちなどに接していくなかで、母子関係のやり直しによって、子どもが他者との人間関係を結ぶ能力を身につけていく過程を見てきた方です。著書のなかでも、事例がいくつか取り上げられています。私は、母子関係の回復について松尾氏に直接お話を聞きたくなり、甲南大学を訪ねました。

松尾氏は、まるですべての子どもたちに向けられているかのような温かいまなざしで「子どもが何らかの問題行動を起こしたときは、まず子どもが母親に甘えられるようなきっかけをつくることが必要です」と話してくださいました。

「たいていは、母親が急に抱こうとしても、子どものほうは抱かれることを嫌がります。それでもさまざまな試みを重ねるうちに、やがて子どもは母親に愛着を示すようになるのです」。それまで子どもが抑えていた甘えの感情を噴出させてあげれば、子どものほうから赤ちゃんのように母親にべったりくっついたり、ときには乳首をくわえたりすることで、満足し、回復することもあるそうです。

それらは一般的には赤ちゃん返りと呼ばれている行動ですが、本来子どもなら誰でも要求する行為があり、それが満たされていないことをいつまでも忘れないのだと認識させられます。

甘える気持ちを受け止めて

子どもの年齢や性別などに応じて指導内容には違いがあり、添い寝をしたり、背中をさすったり、やさしく話しかけたり、一緒に買い物をしたりすることなどで甘えの感情を引き出せることが多いといいます。これらのことは、育児に取り組む上で大切な要素だと覚えておくといいのではないでしょうか。

「問題のある子を見ていると、お母さんとのスキンシップが足りないのではと思えることばかりでした。甘やかしを心配してばかりで、甘えの感情を満たしていない場合が多いのです」と松尾氏は言います。

「およそ1歳までに、甘えの感情は出しておくべきなのですが、3歳前後や10歳前後にもポイントになる時期があるので、そのときに言葉が出ていないとか、人と目を合わせない、あまりに落ち着きがないなどと気づけば対処できます。でも、やはり子どもは年齢が低いほうが甘えやすいし、親としても大きい子どもを甘えさせるのは大変なことです」

実際問題として、子どもがある程度成長してからやり直しをしたいと思っても、どのように取りかかればいいのか自分で判断するのはむずかしいし、的確な指導をしてくれる機関が今のところ少ないという現状も心細い限りです。でも、親としてとにかく子どもの気持ちを受け入れて、いつでも抱っこするよという気持ちが伝われば、子どものほうから甘えてくる場合もあるかもしれません。

（母と子の関係、あるいは子どものことで悩んだときに相談できる場所として紹介したいところの一つに、甲南大学の心理臨床カウンセリングルームがあります。連絡先は巻末の〈連絡先一覧〉に記しました）

そしてさらには、「20年ほど前から多くの子どもたちを見てきましたが、小さければ小さいほど回復が早い。それなら、生まれた直後からスキンシップをしていればいいのではないかと思うようになりました」。この発想が、松尾氏の目を出産にも向けさせることになったのです。

悪循環を断つ

現代の出産状況を探っていくなかで、松尾氏は、「臨床心理学的な側面からアプローチすると、出産後すぐに母と子が出会うことで、限りなく母子関係がよくなる」という結論に到達しています。また、「人間は進化しても、出産形態は動物と一緒であり、生まれたときほど動物的であることが大事。さらには、産院で母性的なケアをなされることで、母性本能を回復させることも可能である」と言っています。

私は幸いにも生物としての力を使ったと実感できる出産を経験しました。また、妊娠中から授乳を終えるまでの長い間、助産婦さんを頼りにし、いろいろな質問に答えてもらい、たびたび優しい言葉をかけてもらいました。なるほど、それらも母子関係に影響を及ぼしていたのかもしれないと、改めて思います。

また、松尾氏の著書には次のような記述があります。


「分娩直後にみられる母親の母性愛的本能こそが、不幸にして愛情深く育てられなかった母親がそのまた子どもに繰り返す悪循環にストップをかけてきたのではないだろうか。ところがこの本能は、先にも述べたように、分娩直後に乳児と接触することや、母親が自分のお乳を子どもに与えることで強化される必要がある」（前出『母子関係の臨床心理』174頁より）

本章の「児童虐待を考える」の文中でも触れたように、母親となるまでに受けた心の傷にはさまざまな程度があります。虐待を受けて大きな心の傷を抱えている人に産院で母性の芽生えを促すのは、とてもむずかしいことかもしれません。さらに、虐待に関しては、起きてしまう原因が一つではないので、産院にのみ解決策を求めることはできないでしょう。だから「すべての悪循環を産院で断つことができる」などということはできません。

また、産院のあり方を語る前に、妊娠中から夫を始めとする周囲の人に優しく接してもらったかどうかも、母性の芽生えに影響を与えるといわれていることも忘れてはならないでしょう。

でも、虐待などを受けた自覚がなくても子どもを愛せないと訴える人が多い現代において、産院が果たす役割は想像以上に大きいと思われます。

…不必要な医療介入がなされることもある居心地の悪い産院での出産。母子別室で過ごす産後の1週間。家ではベビーベッドに寝かせたままでミルクを与え、赤ちゃんをあまり抱かない育児。こうしたことが広く行われ、繰り返される場合、芽生えるはずの母性が妨げられる悪循環を助長してしまう恐れさえあるからです。

私は、そのような状況を経ても子どもを愛せる人がいることを知っています。しかし同時に、子どもを愛せないと悩む母親たちと、その一世代前の母親は、時代背景的に見ればそのような出産と育児をしてきた可能性が高いのではないかと思うのです。

逆に、産院が妊産婦にとって居心地がよいところで、身体の仕組みや必要な医療に関しても的確な説明があり、妊娠中から授乳まで温かく見守ろうという姿勢をもっているなら。そしてシステムとしては充分なケアが施される母子同室を採用しているなら…。そのような産院であれば母親として生きていくために必要な力を得る手助けをしてもらえるのではないでしょうか。

そう考えると、妊婦の方々には、産院選びを慎重にしていただきたいと願うばかりです。そして、家では赤ちゃんをよく抱いて、話しかけ、夜には添い寝をしてください。

そこから、少しずつでも何かが変わっていくことを望みます。

「子どもを自分の感情のはけ口としてたたくことがありますか？」

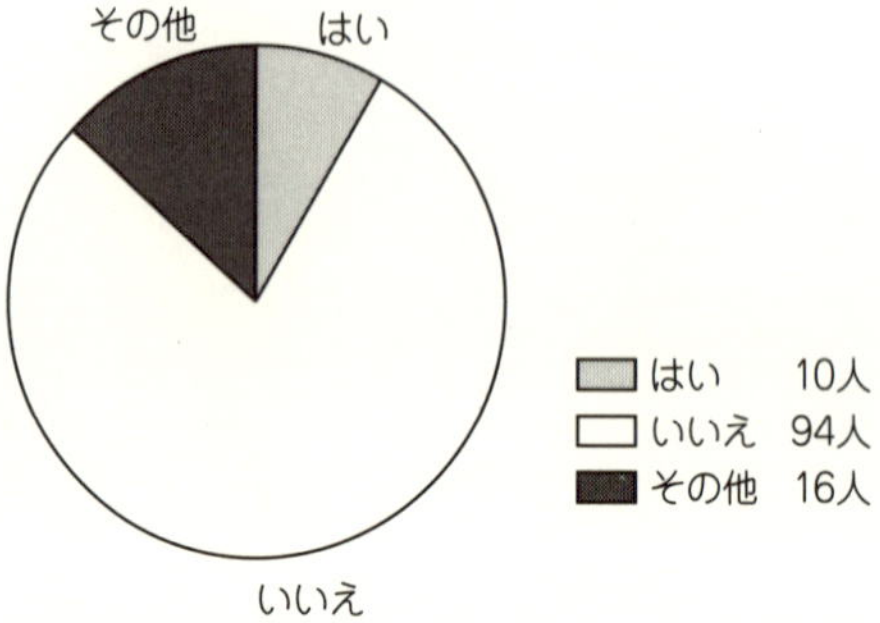

「子どもを傷つけるような言葉を言ってしまうことがありますか？」

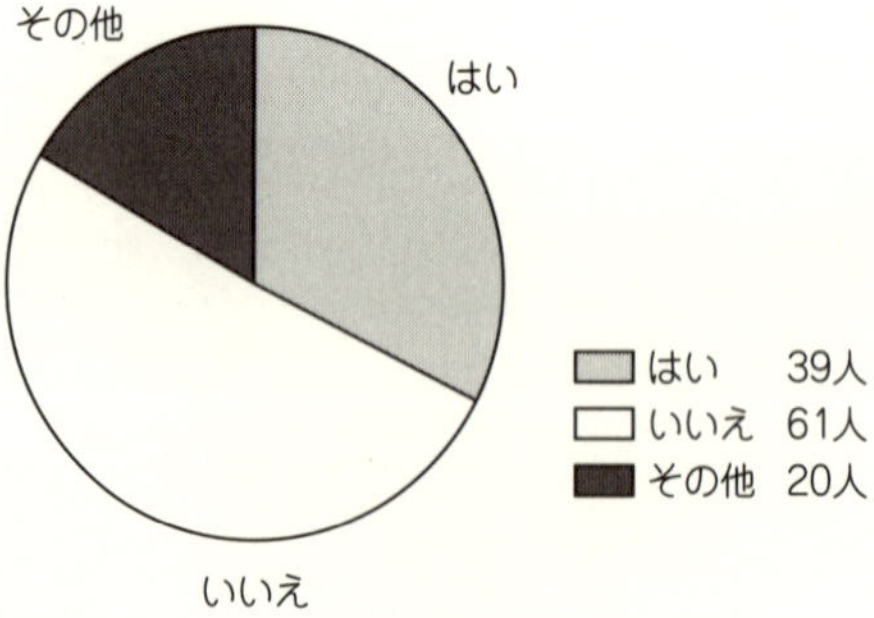

〜のぞみ助産院で出産したお母さんたちへのアンケートより〜

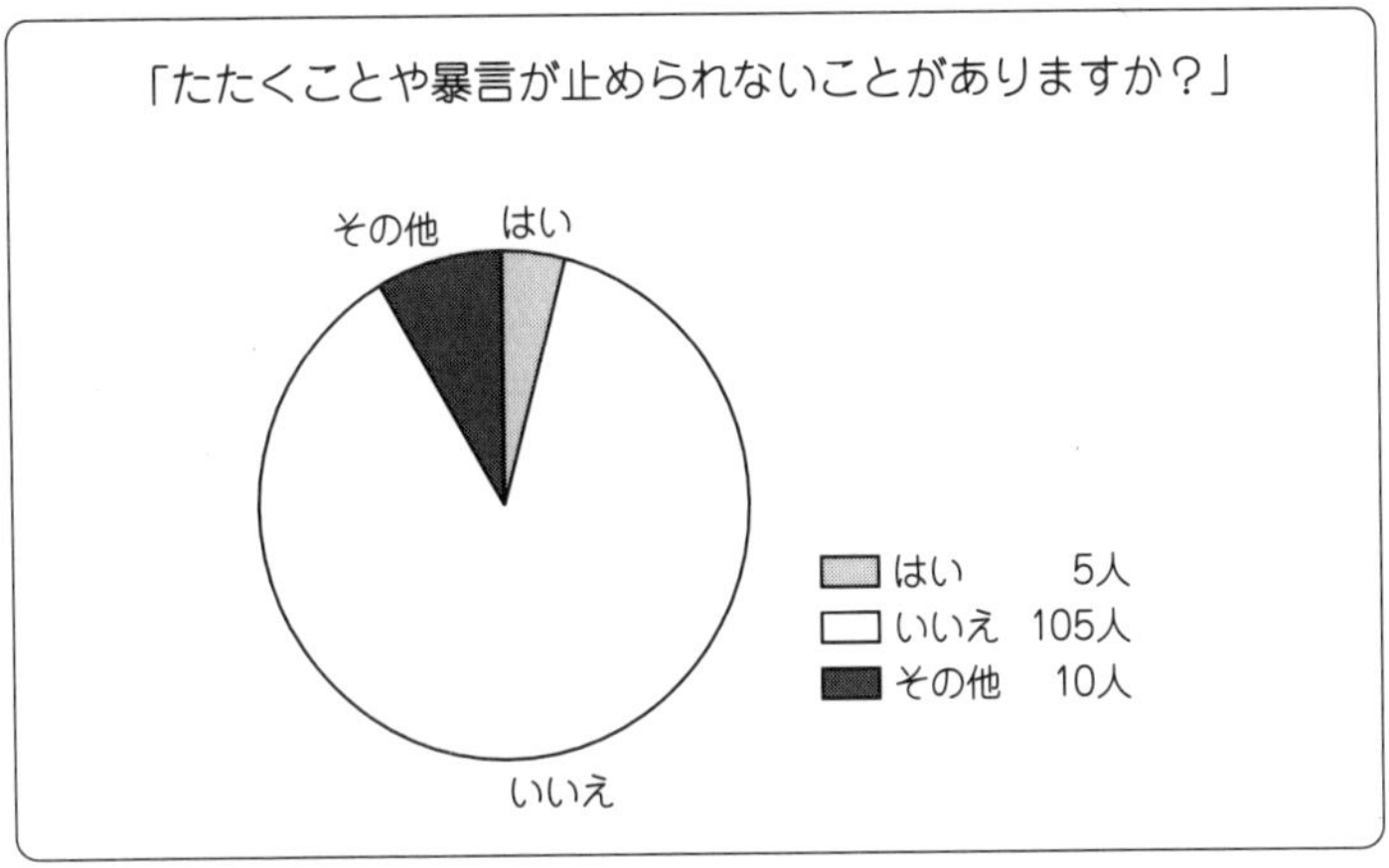

～のぞみ助産院で出産したお母さんたちへのアンケートより～

第5章　これからの選択肢

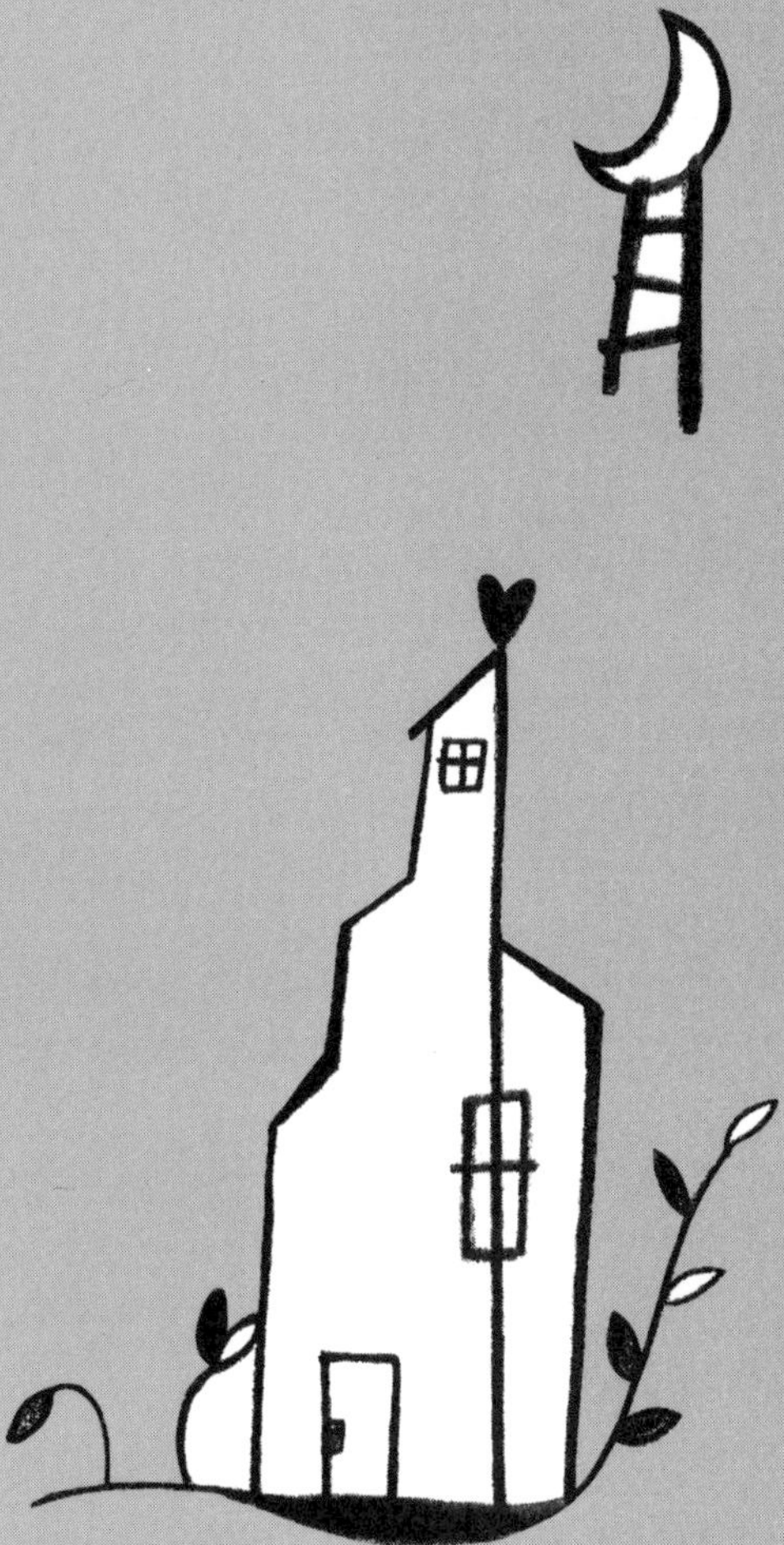

第4章では母と子の関係にまで踏み込んだため、少し重たい内容が続いてしまいました。ここからは妊婦の方にとっておそらく今もっとも気になる、産院選びについて改めて考えていきたいと思います。

まず、産院選びが母と子の関係にまで影響を及ぼすかもしれないということは、心のどこかにとめておいていただきたいのですが、「赤ちゃんと初めて出会う場所はどこがいいかな?」などと気軽に考え、楽しみながら始めてみましょう。

最終章では、これからの産院選びのヒントを掲げます。それは、「絶対にこうでなくてはならない」ということではありません。そういう考え方があると受け止めながら、出産と産後の入院について望むことは何かを自分なりに探ってみてください。

…本書の第1章から第4章にわたり、私は助産院における出産で得られたこと、考えさせられたことを書いてきました。それは、多くの人が助産院のことをよく知らないまま産院選びを始めてしまうことが単純に「もったいない!」と思ったからです。

でも、一方でリスクがあると判断されたときには助産院で出産できないという現実があります。

健診でリスクがないと判断されていても、経過によっては助産院で出産するという希望が叶わない場合もあります。

また、出産後の私は、その満足感ゆえに一時は「病院で出産するなんて考えられない」とまで思いましたが、後で調べてみたところ、自然に則した満足感の高い出産ができる病院もあるのです。母乳育児を応援してくれる病院も、嬉しいことに増えているようです。

これらのことも一つの情報ととらえて、最初から「助産院でなくては」とか「病院でなくては」と決めてしまわずに、ゆっくりと自分の考えをまとめてから、産院探しを始めてはいかがでしょうか。

産院選びの基準と情報

では、実際に産院選びを考えるとき、どのようなことを基準にすればいいのでしょうか。ここでは私自身が経験したことから学び、もしこれから産院を選ぶなら、と考えたときに思い浮かぶ基準を一つの参考例としてあげてみましょう。

それは、まず産む人が安心な場所だと思えるかどうか。次に産院で働く人と接してみて心地よさが感じられるか。そして、出産自体ができるだけ快適であるように配慮があるかどうか。さらには、母と子のことを考えた産後のケアが受けられるか…といったことです。

とても漠然とした内容ですが、私が助産院を選んだ理由、結果的に大きな満足感を得た理由として、以上のようなことが考えられるのです。そして、最初は迷いながらもたどりついた選択によって得られた多くのメリットは、これまでの章で書いてきた通りです。

もちろん、病院を選んだ人も同じように満足感が得られる場合はあるでしょうし、逆に助産院に不満を覚えた人もいないとはいえません。何にでも相性はあるので、産院が自分に合うかどうかを選択基準に加えることも大切だと思います。

次に、それぞれの基準をより具体的に考えてみましょう。

まずは判断が非常にむずかしい安心感についてですが、「大きな病院であれば安心」と思えるのであればそれも一つの基準となるでしょう。また、「同じ医師や助産婦に継続して診てもらえること」が安心につながる場合もあると思います。

実際に産む場所として「医療機器や投薬があるほうが安心」なのか「医療機器に囲まれると緊張してしまいそうだからアットホームな雰囲気がいい」のか、と考えることもできます。

医師や助産婦の対応については、重視しないという考え方もあるかもしれませんが、やはり私は対応がよいに越したことはないと思います。基準として重視するのであれば、単純に「言葉や態度などが丁寧で親切か」を判断します。ちなみに第4章でも触れたように、妊娠中や産後に優しくされた母親は母性が芽生えやすい、つまり赤ちゃんに対して優しくなれる可能性が高くなるようです。

産院の対応を知るためには、電話で質問をしたり、産院を訪れたりしてみましょう。この点については口コミで情報を得られることもあるかもしれませんが、必ず自分で確かめることをお勧めします。

そして、出産が快適かという点については、私は妊婦が以下のことを要望できるかどうかが一つの基準になると思います。もちろん、安全性が確保されていることは大前提として「陣痛促進剤はなるべく使わないでほしい」とか「剃毛《ていもう》や浣腸はしないでほしい」「会陰切開はできるだけ行わないでほしい」、「陣痛室で一人きりにしないでほしい」「あお向けの姿勢になりたくない」などなど。それらの要望があるかどうかをまずは自問してみましょう。

出産にはリラックスが重要な役目を果たすので、さまざまな処置を受けてもリラックスしていられるかと考えることもヒントになります。どれも望むのであれば、まずは助産院のとびらをたたいてみてはいかがでしょうか。また、まだまだ少数ですが、病院や診療所などでそのような出産を実現できるところもあります。

最後に、出産後のケアや入院生活については母子同室か、別室か、母乳を勧めているかどうかが一つの基準となるでしょう。第2章と第3章で書いてきたように、母子同室と母乳には、母と子にとってたくさんのメリットがあります。ただし、母親にとって大変な面も多少あるので、その点についてもくわしく書いてきたつもりです。

ここで、唯一私的な意見として強調したいことは、病院を選ぶのであればできるだけ母子同室のところを。そして、出産直後には母と子が向き合う時間を大切にしてくれるところをぜひ選んでいただきたい！　ということです。母と子のスタート地点では緊急事態を除いて、ふれあいを楽しむことが最優先されてよいと思うからです。

助産院はほとんどの場合、出産直後から母と子は一緒にいられて、授乳について的確なアドバイスを受けることができます。さらに退院後も何でも相談できるのが、助産院の大きな特徴だともいえるでしょう。

以上を参考にしていただきながら、陣痛が始まってから退院するまでをあれこれと想像し、自分なりに基準や要望がまとまったら、実際に産院探しが始まります。

まずは近所に希望する産院があるかどうかを調べてください。電話帳などで産婦人科や助産院を探して一軒ずつ電話をかける方法もありますが、次のような情報誌を手に入れることもできます。

●助産院情報について

全国に存在する助産院の情報を最も多く集めたものが『全国助産院マップ』です。母乳について相談できるところも掲載されています。社団法人日本助産婦会が発行しており、直接注文を受け付けています。

まずは地域の情報を、と考えるのであれば、直接日本助産婦会に問い合わせてもいいでしょう。支部長の連絡先を教えてくれるので、『全国助産院マップ』に掲載されていない助産院や助産婦の情報が得られることもあります（現在、新年度版の準備が進行中です）。

助産院における出産の流れはおおよそ第1章でお伝えした通りですが、助産院によって異なる部分もあるので要望がある場合は必ず各助産院に確認をしてください。

『全国助産院マップ　1999年度版』㈳日本助産婦会・助産所部会編著　日本助産婦会発行
2300円（送料1部につき400円。2部以上は送料が変わります）

〈社団法人　日本助産婦会〉
〒102-0071　東京都千代田区富士見1―8―21
TEL　03（3262）9910・9923
FAX　03（3262）8933

●産院情報について

自然なお産や母乳育児を応援してくれる、全国の病院・診療所・助産院・出張する開業助産婦・母乳相談所などが掲載されている『リボーン産院リスト』は自分の基準に照らし合わせて産院を探すとき、とても参考になります。情報の数は病院が42、診療所が38、助産院が51です。

〝産む人と医療者をつなぐお産の情報誌〟を発行してきて、現在はインターネットhttp://www.reborn.ne.jpでお産情報を提供しているグループ、「REBORN（リボーン）」に寄せられた情報を集めたもので、これまではあまり公開されることがなかった病院情報の一部が誰にでも得られるようになったという点でも、画期的な一冊です。事務局へ連絡すれば購入することができます。

病院に関する情報としては、帝王切開率、会陰切開率、陣痛促進剤の使用について、ルチーン処置の有無、母子同室か、母乳のみで退院する率など三十項目以上の質問に対する答えが病院関係者によって記入されており、選ぶ際の目安になります。また、助産院の情報としては、陣痛中の産婦がリラックスするためにどんな方法をとっているかや、緊急時の病院への搬送率などがわかります。

『リボーン産院リスト　1999～2000年版』　REBORN編・発行
2100円（送料　380円）
〈REBORN事務局〉
〒251-0025　神奈川県藤沢市鵠沼石上2―11―4　小栗様方
TEL&FAX　0466（27）6356

また、ＲＥＢＯＲＮの創設者である出産専門のライター、河合蘭氏の著書『お産選びマニュアル―いま、赤ちゃんを産むなら―』（農文協）にも全国の産院情報が掲載されています。質問の項目は12項目とリボーン産院リストに比べると減りますが、産院数は２倍の３２０施設に増えています。

河合氏は実際に数多くの病院や助産院を取材した上で、多様化する産院を客観的にとらえています。『お産選びマニュアル』の本文では医学的な情報や、産院によって異なる考え方、安全性の確保などについても丁寧に書かれているため、日本におけるお産の全体像を知ることにもつながります。さらには産院選びを行動に移すために必要なことが具体的に提案されており、とても頼りになる一冊です。

『お産選びマニュアル―いま、赤ちゃんを産むなら―』　河合蘭著　農文協
１６００円（書店にて発売中）

耳で聞き、目で確かめる

以上の情報誌や口コミによって「いいかもしれない」と思う産院がみつかれば、まずは電話を

かけて自分の希望が受け入れられるか聞いてみましょう。情報誌で得られる情報は目安にはなっても、絶対ではないからです。特に医師の数が多い病院では医師によって考え方が異なることもあります。病院の方針自体が変わっていることもあるかもしれません。また、希望を受け入れるためには条件がある場合もあるでしょう。さらには電話をかけることで、産院の第一印象をチェックできるという利点もあります。

助産院もすべてが丁寧な対応をしてくれるとは限らないので、まずは電話で対応を確認します。助産院で出産するにあたり気になることや、母乳相談を受け付けているかなどを聞き、健診の予約ができるようなら予約を入れます。そして健診を受けて、助産婦さんと相談しながら助産院で出産できるかどうかをよく検討してください。

もちろん、産院に電話をするときは、今質問してよいかを尋ねたり、あらかじめ質問を用意しておいて簡潔に話したり、お礼を言ったり、こちら側のマナーにも気をつけたいものです。

助産院でも病院でも、電話でよさそうだなと感じたら、次は実際に訪れてみましょう。少数ですが見学ができるところもあるので、そういう場合は見学を希望します。見学を受け付けていなければ診察を受けることになります。候補がいくつかあるようなら、比べてみましょう。そしてその場所が居心地よく、対応がよいか、相性はどうかを見極めてみてください。

産院の対応などは基準としてそれほど重視しないという方であれば、自分なりの基準を満たしているかを随時判断していくことになるでしょう。

希望する産院がないなら

一方で、産院情報誌で調べてみたら、地域によっては助産院も、なるべく自然に出産できる病院もない場所があるかもしれません。産院までかかる時間は、どこまでが限界と決めるのはむずかしいことなので、遠方に希望する産院がある場合はその産院とよく相談しましょう。

もう一つの方法として考えられるのは、近所にある病院や診療所に、自分の希望を受け入れてもらえるか聞いてみることです。現在受け入れていないと言うなら、これから変えられないかともちかけてみるのです。病院でのフリースタイル出産も、母子同室も、病院側の考えがあって取り入れているのですが、最初は妊婦の希望がきっかけだったという例も多いのです。

それから、出産時の希望も母子同室の希望も叶わないのであれば、せめて出産直後の母と子は一緒にいられるようにと頼んでみてください。それは、第2章と第4章で触れたように、母と子が対面し二人の感受性が高まっているそのときを大切にすることが、よりよいスタートにつながるからです。母と子の健康状態に問題がない限り、出産後のふれあいをもつことは、当然の権利だということもできると思います。

母子別室の産院については、赤ちゃんが泣いたら連れてきてほしい、あるいは授乳に行かせてほしいとお願いすることはできるかもしれません。赤ちゃんが泣くたびに授乳ができれば、分泌がよくなる可能性も高くなります。

また、母子同室になって日が浅い病院では、スタッフが慣れていなかったり、授乳に必要なケアがなされなかったりすることもあると考えられます。そういうときは、もし母乳のことでつまずいても自分のせいだとは思わず、退院後に母乳相談ができるところを探してみてください。母子別室で母乳をあまりあげられなかった場合も、退院後から分泌することがあるので、相談してみましょう。

『助産院マップ』および『桶谷そとみの新母乳育児の本』に掲載されている母乳相談所や、多くの助産院では相談を受け付けています。

『リボーン産院リスト』には母乳に関するグループも紹介されています。

これからの幸福に向けて

産院について考えることは赤ちゃんを産む女性にとってとても重要な意味をもっています。これまで出産を経験してきた女性たちがそのことに気づき、さまざまな発言やアプローチをしてきてくれたおかげで、日本の産院事情は少しずつですが望ましい状況へ進んできています。

まだまだ少数派ですが、病院のなかには基本的に助産婦さんが診察してくれる「助産婦外来」を設けているところや、助産院との連携を強めようというところが出てきています。開業する助産婦さんもわずかながら増えていると聞きます。

しかし、今はまだ、出産とその後のケアに関する考え方は関係者によって異なっているのが現状です。依然として助産院と病院が部分的に相反する意見をもっているというところもあります。

でもいつか、双方のよいところを存分に発揮できるシステムが広く一般的に整っていけば…。助産婦さんの力を最大限に生かしながら、本当に必要なときには医師がフォローしてくれる産院が全国どこででもみつかるときが来れば…。妊婦と生まれてくる赤ちゃんにとって、こんなに嬉しいことはありません。

ここで参考までに、西暦２０００年11月にまとめられた厚生省（現厚生労働省）「健やか親子21検討会」の報告書について触れましょう。これは、21世紀の母子保健の主要な取り組みを提示するビジョンが掲げられているもので、この報告書には、「診療所・助産所と病院の連携、産科医と助産婦との連携が求められる」「正常分娩で自然な形態の分娩を希望する妊婦に対して、また母子同室の希望に対しても対応することが望まれる」という表現が盛りこまれています。

こうした内容は、日本の産院事情が明るいものになるという希望を、いっそう膨らませてくれるものになっています。

一方、産院を選ぶ女性のほうでは、最近の変化の兆しを喜んでいるだけではなく、とくにリスクがなければ安静にしてばかりいる妊婦生活は改めていかなくてはなりません。自然に則した出産を希望するなら、それなりに食事に気をつけたり運動したりすることで、出産のための身体づくりをしていくことが必要でしょう。また、ヒトとしての自分の力を使うことを楽しみにし、陣痛も前向きにとらえられるよう、心の準備をしていくことも大切です。

そうして実現した出産が、できれば大きな満足感をともなうものであることを、そして、無事に生まれた赤ちゃんとあなた、そしてお父さんとなる方が幸せな時間を過ごせることを心からお祈りしています。

子どもの父として、女房の夫として

僕は未だに赤ちゃん用ミルクの作り方を知らない。素晴らしくスマートな考え方を実践している助産婦さんたちと幸運に出会い、そして子どもや女房が健康でいてくれたおかげで、天然の「女房の母乳＝ヒトの乳」のみで断乳を迎えることができた。

しかし実際には、哺乳瓶と粉ミルク（＝ウシの乳）を買わねば!! と、スーパーの棚の前に何度となく立ち止まった事実を告白せねばなるまい。なぜなら、母親のまねごとをしてみたいと思ったからである。男のヒトゲノムのどこかにだって、子どもに乳を与えていた時代の遺伝情報がきっとうずもれているんだ、と思いたいのである。

助産院のベッドに横になって次から次に押し寄せる激痛と戦っている女房。痛みの大波が引いたわずかな静寂の中、助産婦さんに促されて視線を移すと、宇宙からの映像でしか見たことがない青い地球が、女房から分離しようと必至に微動を繰り返していた。それから数十分後。一つの短い儀式のように助産婦さんから手渡されたハサミで誕生したばかりの子どものヘソの緒をチョキンっと切った瞬間、それまでとは明かに次元を異にした、自然で、とにかく自由で自立した、本当の意味で野生の理に則った家族の日常がスタートしていたんだなあと、子どもが元気に4歳を過ぎた最近、何度も何度も何度も、反芻するのであった。

哺乳類の一種のヒトとして、女房が選択した極めて自然な出産と母乳による育児は、僕の嘘っぱちなエコロジストやナチュラリストの化けの皮をいともアッサリはがしてくれたのである。野生はエコロジストとか、ナチュラリストなんていう人工の枠を決して作りはしない。命を得たものは命をつなげ、そして毎日を目一杯エンジョイする。野生のような力強さを持った今の日常を迎えることができたのは、女房の生き方のセンス、そして母子の健康があればこそである。

夫として父として、生涯でもっとも源に触れたときを過ごせたことを、家族みんなで、感謝!! である。

土方憲一

あとがき

気がつけば、私が出産を体験してから、すでに4年以上の月日が流れてしまいました。授乳を終えてからは3年です。正直なところ、「そのときの感覚はすべてが今でも鮮明」と言うことはできません。この本を書き始めたときには、まだまだ記憶がはっきりしていましたし、書きとめていたことも参考にしているので、嬉しかったこともつらかったこともリアルに思い出しながら記してきたつもりです。

ところが、長い時間をかけて書いているうちに、とくに陣痛の痛みや出産後の授乳の苦労など、自分にとって大変だったことは、あまりはっきりとは思い出せなくなっています。それでも、やはり、出産直後に赤ちゃんが愛しいと感じた気持ち、そして初めて同じ布団で一緒に眠ったときの安らかな感じは、今でも充分に思い出すことができます。

現在妊娠中の方は、いつまでも記憶に残る出会いのときをこれから迎えるわけですから、どうぞ楽しみにしていてください。つらいこともありますが、このように時間が経てばきっと忘れてしまいます。

もちろん、子どもがある程度成長したら、それはそれなりに新しい悩みが生じてきます。たとえば、子どものわがままへの接し方とか、必要な生活習慣を身につける方法とか、男の子の戦いたいという気持ちにどう対処すればいいのか、などなど…。本文でも書いたように、1歳まではまあまあこれでよかったと思えるのですが、4歳まではどうだったかというとまったくわかりません。

でも、一つだけ「子どもがこうなってよかった」と思うことがあります。それは、私が怒った口調で話したり、恐い顔をするだけで、すぐに「恐い声出さないで」「何で恐い顔してるの?」と反応することです。いけないことはきちんと伝えていかなくてはなりませんが、そう言われると親はハッとして反射的に態度を変えようとします。とてもイライラしていたり、怒りが爆発しそうになっていたとしても。

これでは、たとえ虐待をしようと思ったとしても、なかなかできるものではありません。

今のところ、の話ですが…。

そして、今私が新しい課題として頭を悩ませているのは、「子どもと親が一緒にいる時間はどのくらい必要か」ということ。これは、出産後も仕事を続ける方、一度休んでから再び仕事をもちたいと考えている方も気になることではないでしょうか。1歳までの期間が重要であることには違いがなくても、どの程度のスキンシップが必要かという点についても知りたいところです。それぞれの親子の状況によっても異なるでしょうし、嫌々一緒にいるのではよくないかもしれませんが、何かある程度目安になることはないかと考え、探っていきたいと思っています。

私の場合は、授乳を終えて仕事を再開するために子どもを保育園に預けたのですが、子どもが母親と一緒にいることを望み、私もまた子どもと一緒にいたいと思うことが何度もありました。仕事と子どもに向ける気持ちのバランスはとてもむずかしいものだと実感しています。

子どもとの時間を大切にすると、その分執筆は遅れてしまい、編集に携わる方にはご迷惑をかけてしまいました。でも、この本に限って言えば、長い時間をかけたことがかえってよかったのでは、と思うこともあります。最初は助産院での出産と母子同室の感動を伝えたいと思っていただけだったのに、母と子の関係にまで考えが及ぶようになったし、出産前の方にぜひ知っておいてほしいことと、その理由がより明確になりましたから。

また、時間の流れとともに産院事情にも変化が見られ、とくに母子同室を採用する病院が増えたのはとても喜ばしいことです。この勢いですべての産院が母と子のことをしっかり考えてくれるようになってほしいという思いもいっそう強くなりました。

ときには「私などが執筆を進めていいのだろうか」と迷うこともありましたが、産院が変わる可能性があるなら、やはり産む側の気持ちをしっかり伝えようと思えるようにもなったのです。

最後になりましたが、この本が誕生するにあたり、お力添えをいただいた方々にこの場を借りてお礼を言わせていただきます。

のぞみ助産院のみなさまには、出産と授乳だけではなく、長い期間にわたる取材でも大変お世話になりました。お忙しい中で時間をつくっていただきまして、どうもありがとうございました。また、専門的なご意見をうかがわせていただいた方々にも心よりお礼を申し上げます。

そして、ときに迷った私の背中を押し、細やかな心配りでよりわかりやすい原稿となるよう導いてくださった、とびら社編集の堀江利香さん、私の想像を遙かに越えるすてきなイラストを描いてくださった原亜紀さん、本当にありがとうございました。

この本を書くきっかけをつくってくれた私の家族にもお礼を言いたいと思います。ありがとう。

2001年春

碓氷裕美

アナ　マリア　クリスティーナの
アートヒーリングの世界

アナ　マリア　クリスティーナ

ダンサーとして地球を駆け巡りながら、哲学や心理学を取り入れて独自のアートヒーリングの世界をつくりだし、朝日カルチャーセンターや青山学院大学等で大好評の著者が描く、心を暖める18枚の絵と示唆に富むメッセージ。

1500円＋税（発売　新曜社）

とびら社の本

愛しあう母子になる出産

2001年6月25日　初版第1刷発行

著　者　碓氷 裕美
発行者　堀江　洪
発行所　有限会社とびら社
〒145-0071　東京都大田区田園調布2-11-2
TEL. 03-3722-4721
発売所　株式会社新曜社
〒101-0051　東京都千代田区神田神保町2-10 多田ビル
TEL. 03-3264-4973
印刷所　銀　河
製本所　光明社

 ISBN4-7885-0769-2 C0047

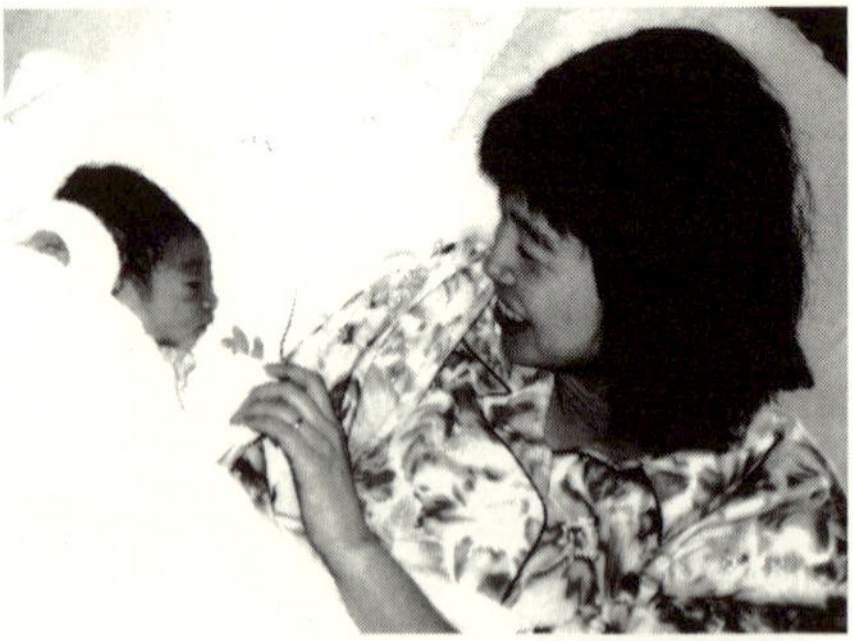

〈著者紹介〉

碓氷 裕美（うすい　ひろみ）

1964年（昭和39年）東京都生まれ

東京工芸大学短期大学部卒業

写真家の助手を経たのち、フリーランスライターおよび

フォトグラファーとして、雑誌、広告などの仕事に携わる

1996年に出産してから撮影業は縮小し、執筆活動に重点を置く

〈参考文献〉

●第１章
『私たちのお産からあなたのお産へ』ぐるーぷ・きりん編　メディカ出版
『赤ちゃんの目で22世紀を考える』ミシェル・オダン著　金光一郎＋プライマルヘルス情報センター訳　同朋舎
『いいお産がしたい』農文協編　農文協
『赤ちゃんには世界がどう見えるか』ダフニ・マウラ、チャールズ・マウラ著　吉田利子訳　草思社
●第２章
『母乳哺育—おかあさんたちとのＱ＆Ａ—』デリック・ルエリン—ジョーンズ著　竹内正七監訳　関塚正昭訳　西村書店
『母乳は愛のメッセージ』山内逸郎著　山陽新聞社
●第３章
『子育ての社会史』横山浩司著　勁草書房
『母乳　このすばらしい出発』ラ・レーチェ・リーグ　メディカ出版
『桶谷そとみの新母乳育児の本』主婦の友／生活シリーズ
『おっぱいだより集』母乳育児サークル編　メディカ出版
『サイレント・ベイビーからの警告』堀内勁著　徳間書店
●第４章
『抱かれる子どもはよい子に育つ』石田勝正著　PHP 研究所
『魂の殺人』Ａ・ミラー著　山下公子訳　新曜社
『わが子をいじめてしまう母親たち』武田京子著　ミネルヴァ書房
『助産婦雑誌』1998年８月号　医学書院
『母子関係の臨床心理』松尾恒子著　日本評論社

〈連絡先一覧〉

●のぞみ助産院　　　神奈川県相模原市御園４－５－25
TEL. 042-744-3764

●聖マリアンナ医科大学横浜市西部病院
神奈川県横浜市旭区矢指町1197－１
TEL. 045-366-1111

●子どもの虐待防止センター「子どもの虐待110番」
TEL. 03-5374-2990

●甲南大学心理臨床カウンセリングルーム
兵庫県神戸市東灘区岡本７－12－22
TEL. 078-453-6183

●日本助産婦会　　　東京都千代田区富士見１－８－21
TEL. 03-3262-9910・9923

● REBORN 事務局　　　神奈川県藤沢市鵠沼石上２－11－４　小栗様方
TEL. 0466-27-6356

アンケートから見えてくること

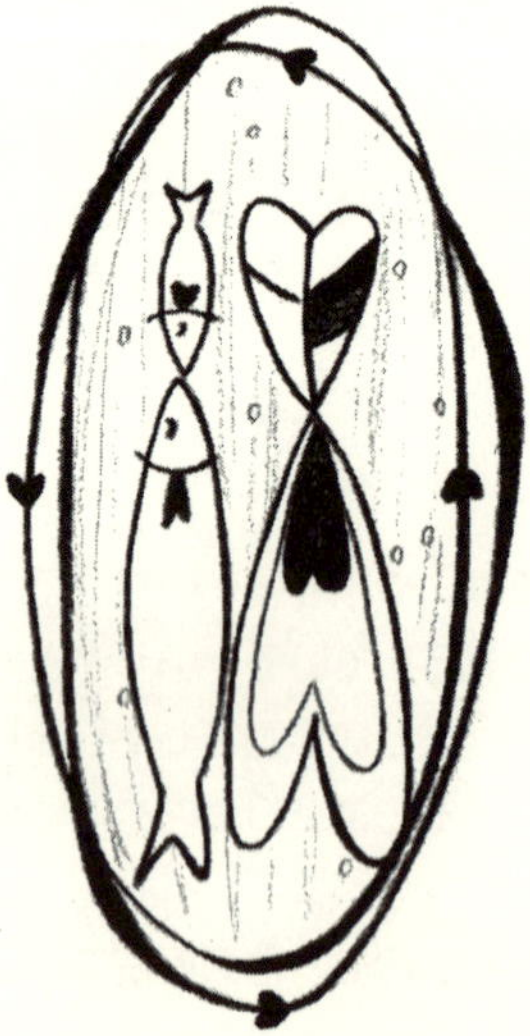

アンケートから見えてくること

私自身はのぞみ助産院で出産したこと、母乳による育児を続けられたことに大変満足していますが、ほかの方々はどうだったのでしょうか。そのことを知りたくてアンケートを実施しました。

答えてくださったのは92人のお母さんたち。おおよそ生後半年以上は授乳を続けたと思われる方に、助産院より直接アンケート用紙を送り、返送していただきました。のぞみ助産院で複数の出産を経験している方も多いので、基本的には一回の出産に対して一通のアンケートに答えていただいています。その結果、合計120例の回答が得られました。

全体的な印象としては、やはり多くの方が自然に則した出産と母子同室、母乳による育児に満足しているということが伝わってきます。しかし、なかには不満を持ったという回答もありましたし、授乳についての苦労も語られています。そのあたりも含めて、産院選びの参考にしてください。

また、とくに注目したいのは、他の産院での出産経験がある方も多いことです。そのため、Q4とQ8で見られる出産や産後のケアについて比較した上での感想はとても興味深いものになっています。そして、Q14で「子どもに対して産まなければよかったと思うことがたびたびありますか?」と問いかけたら、はいと答えた人はゼロでした。このことも、注目に値すると思います。

私の個人的な感想として強く感じたのは、全体のなかで「子どもが嫌いだったのにそうではなくなった」とか「親になることに対して不安があったのに解消された」という内容の表現をいくつかみつけたので、出産や育児を通じて、そうした気持ちに変化が生じた人は私だけではなかったのだ、ということです。

今回のアンケートでは、育児に対する不満やこれまでに感じた幸福感なども盛り込みました。その点についてはこれから始まる生活を想像するために、役立てていただければと思います。

記述式の回答は内容が重複することを避けて、抜粋とさせていただきました。文章については、編集上の都合で多少直した部分もありますが、なるべく原文に忠実にと心がけて掲載しています。

出産と育児に関するアンケートの回答

――のぞみ助産院で出産したお母さんたちの声――

●実施期間●

1998年（平成10年）11月～1999年（平成11年）5月

お母さんたちの年齢層（アンケート記入時）

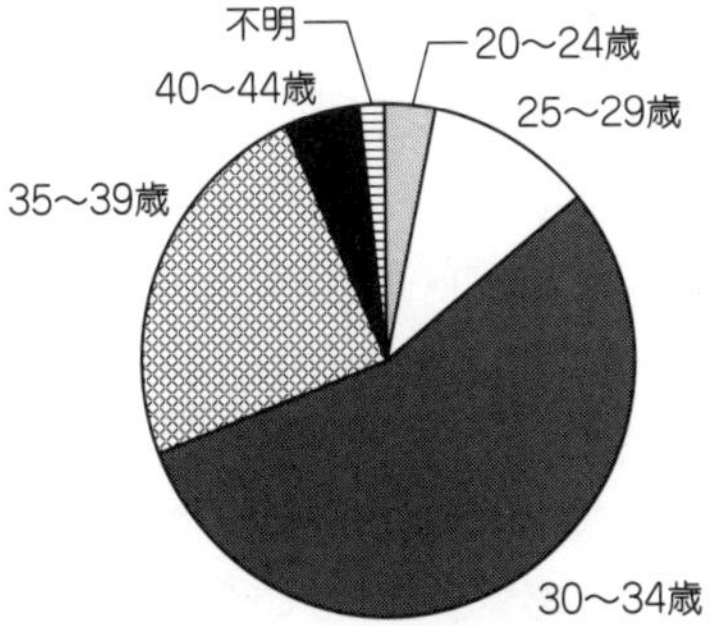

20～24歳	4人
25～29歳	13人
30～34歳	66人
35～39歳	29人
40～44歳	6人
不明	2人

※回答者数は全部で92人ですが、2回以上出産した方の回答も含めて、のべ人数120人となっています。

1. 出産に家族が立ち会った方、その感想は？

「家族は出産に立ち会いましたか？」

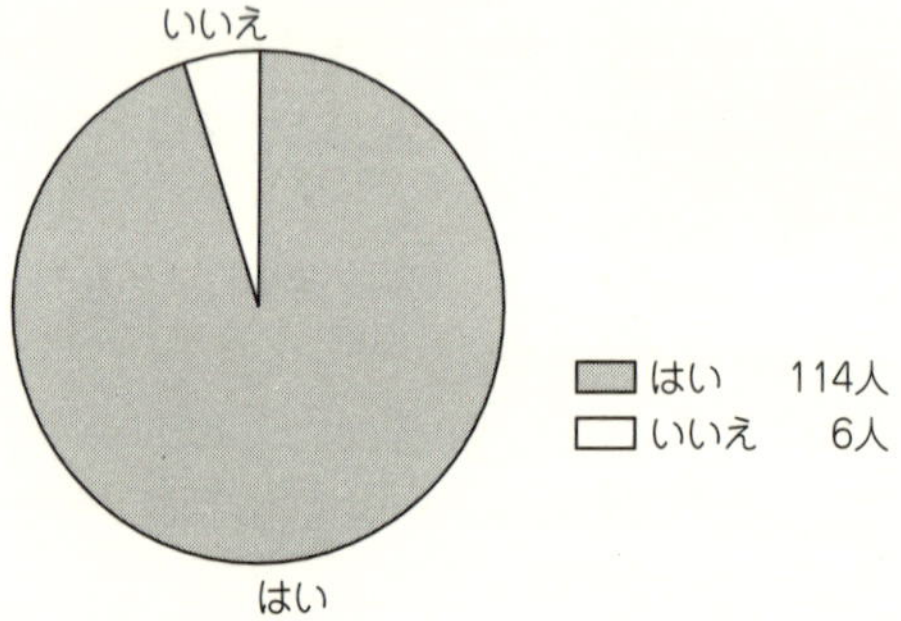

・「心強かった」「嬉しかった」

◆よく知った身内の者がいることでわがままも言え、また心強かった。夫も子どもの臍《へそ》の緒を切ったり、出産の場に立ち会えたことで、子どもへの愛情がわいたのではないかと感じている。

◆前日まで立ち会いを拒んでいた主人が率先して分娩室に入ってくれたこと、また主人の上体を支えに力めたこと、主人に臍の緒を切ってもらえたことなどなど本当に嬉しかった。

◆子育てをともに行い協力する父が、立ち会い出産で生まれた気がします。

◆夫との距離が縮んだ気がした。

◆主人がいやいやながらもプールに入ってくれ（水中出産のため）、私は安心して出産できました。上の子もプールに入れればよかったと思い

ます。
◆大変心強かった。夫が歌の拍子を取ってくれたのが忘れられません。

・夫の感想
◆「一緒にいることで痛みを少し理解できた。出産の一部始終を見ることで子どもに対する愛情が深くなった気がする。一番に抱いて、臍の緒を切って、人生の中での感動になった」
◆立ち会って支えになってくれたことは嬉しかったが、夫の耳年よりのような「マニュアルどおりだ。思ったほど大変じゃないな」という言葉は悲しかった。
◆夫が子どもたち（当時長男８歳、次男７歳）に「みんなこんなに大変な思いをして生まれてきたんだよ」
◆痛そうなので見ているしかない自分はどうしたらいいのか、と思ったそうです。が、生まれたときは「おおっ」っと思うと同時に「女の人は偉大だ」と思ったそうです。
◆「今までの人生のなかで一番の感動だった」
◆夫は立ち会わないと言っていたけど、流れのまま立ち会ってくれ、歌えなかった私より早く歌って励ましてくれた。言葉はなかったけれど、目が潤んでいて喜んでくれた。

・「上の子が、弟、妹の誕生を自然に受け入れた」
◆夫が立ち会ってくれたので心強かったです。夫も臍の緒を切ることができて、とても感動したようです。長女（当時３歳）は出産に立ち会ったことがとても印象に残っているようで、自分の妹という意識が強く、姉妹仲良しです。
◆長女（当時２歳４ヶ月）も陣痛時からずっとそばにいてくれ、ほとんど徹夜状態で私のお腹をさすってくれました。赤ちゃんが出てくる瞬間を見たのは長女だけ。弟のことをとても可愛がるお姉ちゃんになっ

てくれました。長女の立ち会いについては、実家から反対の声があり迷った時期もありましたが、本当に最高の経験をさせてあげたと思っています。

◆長男が次男の出産を見たことで、下の子が急に現れたのではなく、ママから産まれてきたということを感覚でわかった気がする。下の子に対して、お兄ちゃんとしての態度をはじめからしてくれた。

◆夫も長女も「すごい瞬間を見た」という感じだったけれど、家族の誕生を見たことで、すんなり赤ちゃんを受け入れられたように思う。私たち家族の貴重な体験。

・「子どもがびっくりしていた」

◆長女は私のつらそうな声などにちょっとびっくりしてしまい、最後の本当に生まれる瞬間だけ立ち会った。

・「とくにない」

◆夫はすごく子ども好きなので、生まれた瞬間を見られてよかったと言っていました。私は、助産婦さんがすごくよくしてくれて頼りきっていたので、立ち会ってもらってよかったという感じはあまりありません。

2. 陣痛から出産までの間の助産婦さんの対応は？

「陣痛から出産までの間、助産婦の対応はいかがでしたか？」

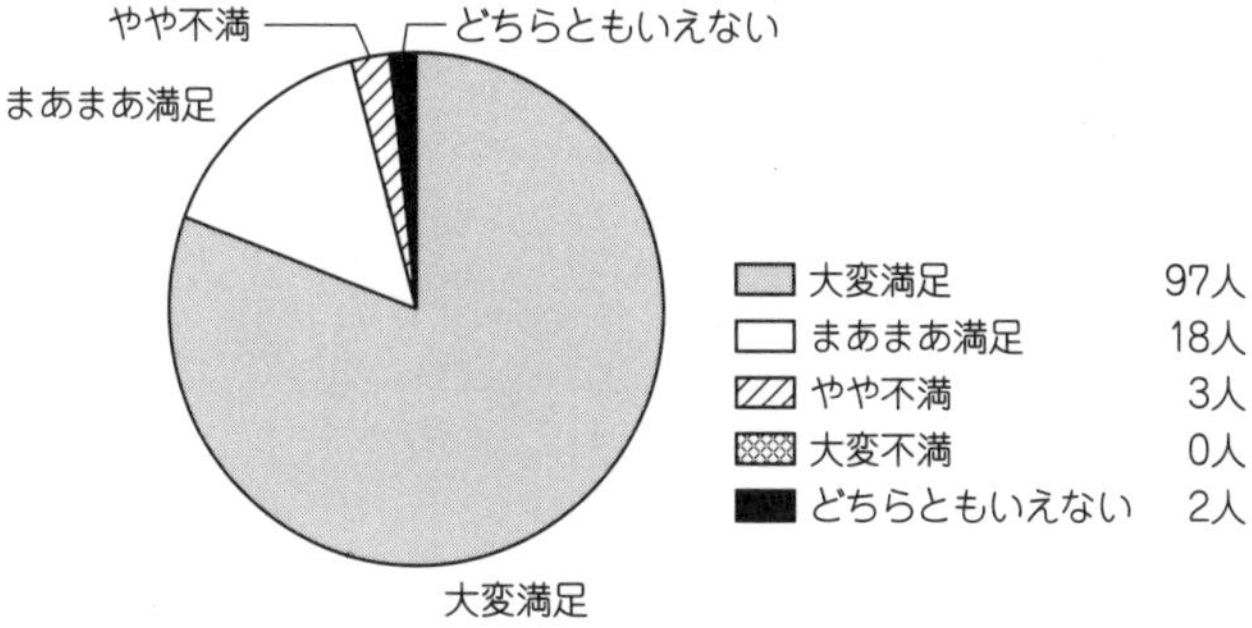

3. のぞみ助産院での出産全般についての感想

◆母親教室はとても楽しく、出産のことだけでなく、生まれてからの発達段階や子への対処の仕方などもろもろ教えていただき、不安を取り除くことができました。自分たちの力で産んだ、生まれたと自信をもてるのは介助してくださった皆さんのおかげで、ただただ頭が下がる思いで一杯です。現在第二子を妊娠中ですが、またこの幸福なときが体験できるかと思うと、とても嬉しくなります。

◆出産を大事《おおごと》に考えすぎている人が多いように感じます。私の友人に「助産院で産む」と言ったら「大丈夫なの？」と言われました。本来妊娠や出産は女性にとってもっと自然なことだと思うのですが。たしかに初めての不安はありますが、妊婦は患者ではなく、「産むのは自分」でそれを「助けてくれる助産婦さん」という関係がベストではないかと思います。

◆自分で思っていたとおりの出産ができ大変満足。楽な姿勢が自分自身の中から自然と出てきて、不思議のような納得できるような…。人生観を変えてしまう体験だったと思う。

◆予定よりも遅れた出産だったので大きな子で、そりゃあそりゃあ時間もかかって大変でしたが、子供の顔を見た瞬間にもう全部忘れて「次もここで産もう」なんて思った私です。会陰も切れず、産後がつらくなかったせいもあるのでしょうか。先生や助産婦のみなさんに感謝です。年末で主人が忙しかったのですが、ちょうど仕事納めという日に生まれました。お父さんのお休みを子どもも母も待っていたのかもしれません。

◆高齢だったので（35歳で出産）、出産は一度きりの体験になると思っていた。それなら後悔のないようにと、あらかじめいろいろ調べて助産院にしたので満足だった。ただ、助産婦さんにとってはいつものことでも、産むほうにとっては貴重な経験なので、もっと子どもをゆっくり見せて欲しかった（洗う前の姿や胎盤など）。それが残念だった。

◆私は看護婦なので産科実習の経験がありますが、のぞみ助産院でのお産にはちょっとカルチャーショックを受けました。今まで病院で見てきたお産の不要な処置のことが、霞が取れるようにわかりました。もう病院で出産することは考えられません。助産婦さんの対応もよく、看護婦として反省することが多かったです。施設の規模の違いもありますが、個別にきめ細かく対応してもらえ、治療にアロマテラピー、漢方、妊娠時の気功やエアロビクス、健康や自然、食事、普段の生活に

ついても教えられたり考えさせられたりしました。

◆私の父は医者ですが、のぞみ助産院の様子を見て「本当はこういうのが（母子同室、畳部屋、家族的な雰囲気）いいとわかってるんだけど、何かあったとき責任を取らなくちゃいけないから困るんだよね」と言っていました。病院は母子のことより自分達の責任の方が大事なんだなーと思いました。（病院のやりやすいようにやる、儲けの方が大切!?）

◆薬など使わず自然に産めたということが、とても嬉しかった。出産は病気などではなく、自然の営みであると改めて思った。

◆いろいろな人の話を聞きますが、のぞみ助産院で本当によかったと毎回思う。何より「自分で産んだんだー！」と強く感じることができるし、食事は大変美味しいし。出産後も気軽に何でも相談できるところも、すごくいいと思う。自然分娩をすすめると、みんなが「何かあったら…」と言う。周りにたくさんの病院があって、多くの人が人間は動物だということを忘れているような気がする。

◆私は今の子が初めてで他の産院で出産したことがないので他はわかりませんが、「自然に産んで、母乳で育てる」これが人間らしさをつくる基本なのではないかと、のぞみ助産院さんとの関わりで学んだような気がします。自然というのは厳しくて、また素晴らしくもあります。現代の人間は基本に戻るべきだと思います。もっともっとのぞみさんのような、出産する者の立場になってくれる助産院が増えてくれることを祈るばかりです。

4. のぞみ助産院と他の産院での出産を比べると…

のぞみ助産院以外の産院で、受診または出産したことのあるお母さんたちの声

◆第一子（女児）：他の産院　　第二子（女児）：のぞみ助産院

（第一子の）出産当日、先生は懇親会か何かで外出。看護婦さんは一人でオロオロ。近くに住む亡父がおむすびを差し入れてくれようとしたが、ドアが閉まっていてあきらめる。結局、病院内に親族は誰も来ず私一人で産んだが、多数の機器の並ぶ白く冷たい感じの分娩室で「胎児の心拍数が落ちている」と酸素吸入をしながらのお産だった。

のぞみ助産院では、家族に見守られながらいつもの部屋でのお産。安心感が全然違う。いつもは厳しさも感じる院長先生が、このときは女神のようにやさしかった!!

◆第一子（男児）：他の産院　　第二子（女児）：のぞみ助産院

今回楽に産めたことで、次回のお産への恐怖というのがない。他の人と話していて、苦しかったのでもう産みたくないというのを聞いたことがある。最初の子どもは個人病院で暇なせいか先生や助産婦さんも親切だった。しかし、出産までの教育、母子同室、乳房マッサージの方法の違い、また子どもの発育についてのとらえ方などを教わる機会がなかったので、できれば第一子からやり直したいと思うほど。でも、もし第一子のときにのぞみ助産院さんで産んでいたとして、そのありがたさがわかっただろうか。

◆第一子（女児）、第二子（女児）：のぞみ助産院

（第一子を妊娠中）５ヶ月まで病院で診ていただいたが、人間としての温かみを感じられず、妊婦が物として扱われていた。質問しても担当医にしてくれと言われ、いざ話すと「大丈夫ですよ」だけ。３時間も

待って3つの会話で終わった。のぞみ助産院さんは、助産婦さん一人一人が心のこもった対応をしてくださり、先生も納得するまで話してくださったので、妊娠・出産への不安がなくなった。

◆第一子（女児）：他の産院　第二子（男児）：のぞみ助産院

（第一子出産時も）立ち会いだったし、1日あけて母子同室、個室、食事はおいしい、会陰はなるべく切らないという先生のもとで出産できたので、そのときは最高の出産ができたと思っていました。でも、のぞみ助産院で産んだとき、やはり一人目は産まされていたんだって実感。産み急ぐ私に「何を急いでいるの!?　赤ちゃんは自分で出てくるのよ」と言ってくださった鈴木先生の、産む作業への優しさが忘れられません。

◆第一子（男児）、第二子（男児）：他の産院　第三子（女児）、第四子（男児）：のぞみ助産院

（第一子、第二子は）近いし女医さんということで選んだが、感動とは程遠いシラケた出産。食事もしょっぱすぎ。アルバイトの学生に新生児を預けてヒヤヒヤ。とにかく助産院での出産を一度経験したら、もう二度と病院の冷たい分娩台の上での出産なんてできません。

◆第一子（男児）、第二子（男児）：他の産院　第三子（男児）：のぞみ助産院

一番上の子は病院の産婦人科でしたが、何をとっても楽しい思い出がありません。分娩台の上で固定されてのお産は苦しいだけで、病院の助産婦さんは絶対お産の体験がないに違いないと思ったくらいです。母乳がよいと言いながらミルクをたくさんくれるし。二人目も他の産院で出産しましたが、助産院だったので楽しくお産できたと思います。

◆第一子（女児）：他の産院　第二子（男児）、第三子（男児）：のぞみ助産院

第一子は予定日より2週間遅れているということで、促進剤を使って出産。「手が足りないので何かあったら呼びなさい」と言われ、一人で陣痛が強くなるのを待つ寂しい出産でした。10時から点滴を始め、3時過ぎから急に（陣痛が）激しくなり、いきんでいきんでいきまされ

たので、全身ムチウチのように疲れました。生まれてきた赤ちゃんもストレスのせいか、お腹の中で便をしてしまい濁った羊水だったので、薬を２週間飲ませることになってしまいました。妊娠中、健診していた先生とはあまりコミュニケーションが取れず、お産が始まると会陰切開に現れ、病院の都合のよいように産まされた気がしました。

5．「出産直後から母子同室」の満足度は?

「出産直後からの母子同室については？」

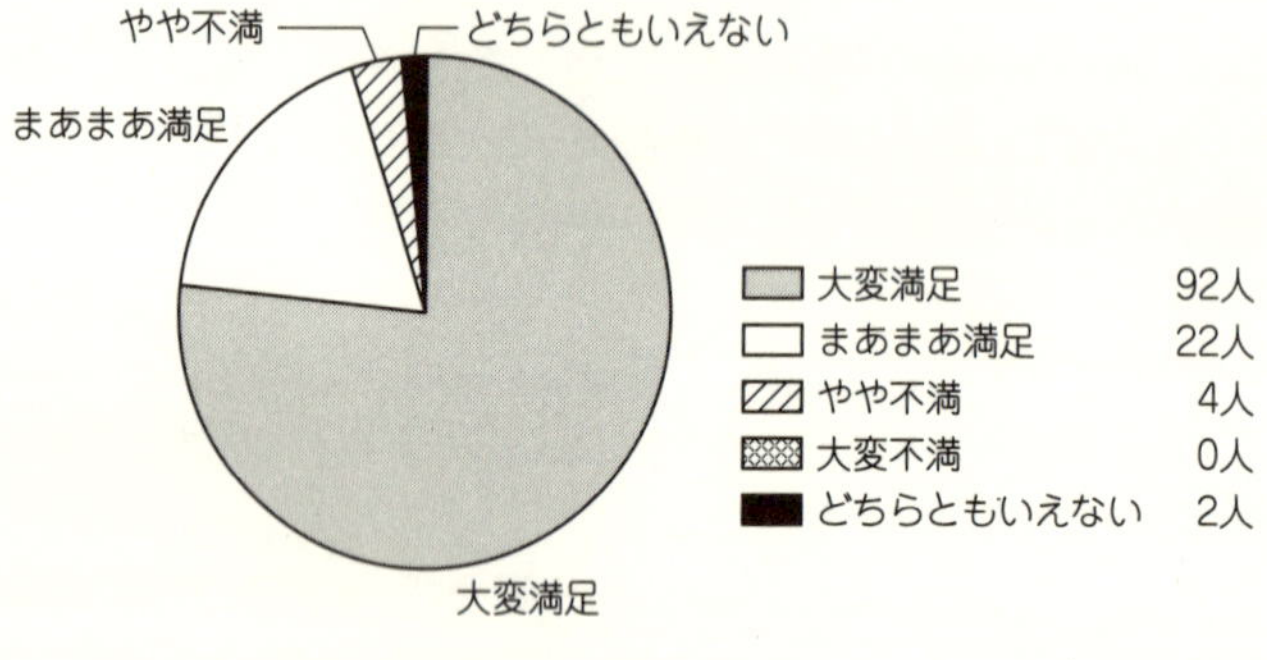

・「大変満足」 92人

◆自分が産んだ小さい子が、自分の顔の横にいるんです。まだ目もあけないけど、その顔をずーと見られて触われるなんて。そんな幸せで不思議な時間がもらえるのに不満なんてありません！

◆やっぱり一緒にいることが自然だと思う。

◆家に帰ってすぐに子どもの世話をしようにも、不安でわからないこと

だらけ。助産院で同室で過ごすあいだに（助産婦さんに）いろいろと質問でき、帰ってから一人で悩むことが少ない。

◆すべてが初めてで子どもに対してどう対応していいかわからなかったが、ずっと一緒にいることで安心感があった。

◆生まれてすぐ母子が離されるなんて考えられません。朝方生まれたのでそのまま主人も帰らず一緒に休みました。起きたら、今まで二人だったのに三人になっていて、そのときの感動も大きくて、隣で一緒にいられることが幸せでしたよ。

◆一人目は一日別室でさみしい思いをしました。半人間のフニャフニャのわが子を見て、愛しさがこみ上げてきました。

◆以前、子どもが別室だったとき、子どものことが心配で気になって休めなかったから。

◆長男のときは別室で、会陰が切れていたせいもあり歩きたくなかったのに、いちいち歩いて母乳をあげに行くのが大変だった。（母子同室だと）横に寝ていたのですぐに授乳することができた。

◆疲労があったのではじめは感激も少なかったが、一緒にいてだんだんと感動してきた。

◆その晩は生まれたばかりの子が愛しく、じーっとみつめていて眠れなかった。初めて「人の親」となった私にはとても大切な時間であった。離れて過ごすのは考えられない。

◆身体は離れて休めたほうが楽だったと思うが、気持ちは今まで身体の一部だったこの子をすぐそばに置いておきたいと強く思った。

・「まあまあ満足」 22人

◆最初は授乳がうまくいかず、イヤになり泣いたこともありました。しかし、（同室で過ごすうちに）子どもとのスキンシップがうまくとれるようになると、とても嬉しく感じました。この感動は一生忘れません。

◆一緒にいたい気持ちはありましたが、とても疲労していたので体力的

には疲れました。
◆何から何まで初めてだったので、そのときは少し休みたくて泣きたいこともあったが、後の育児がスムースにいくためにもそのほうがよい。

・「やや不満」　４人
◆寝不足で大変つらかった。
◆あまりの疲労感で、子どもの世話をする気になれない。隣に子どもが寝ていると目がさえてしまって、なかなか眠ることができない。

・「大変不満」　０人

・「どちらともいえない」　２人
◆直後からの同室だからこそわかること（ウンチの色の変化やレンガ尿）があっていいと思うが、後々すごい寝不足になったので、最初くらいゆっくり眠りたい気もした。でも、今から思えば直後からの同室でよかったと思う。

6. 現在「母子の絆」を感じますか?

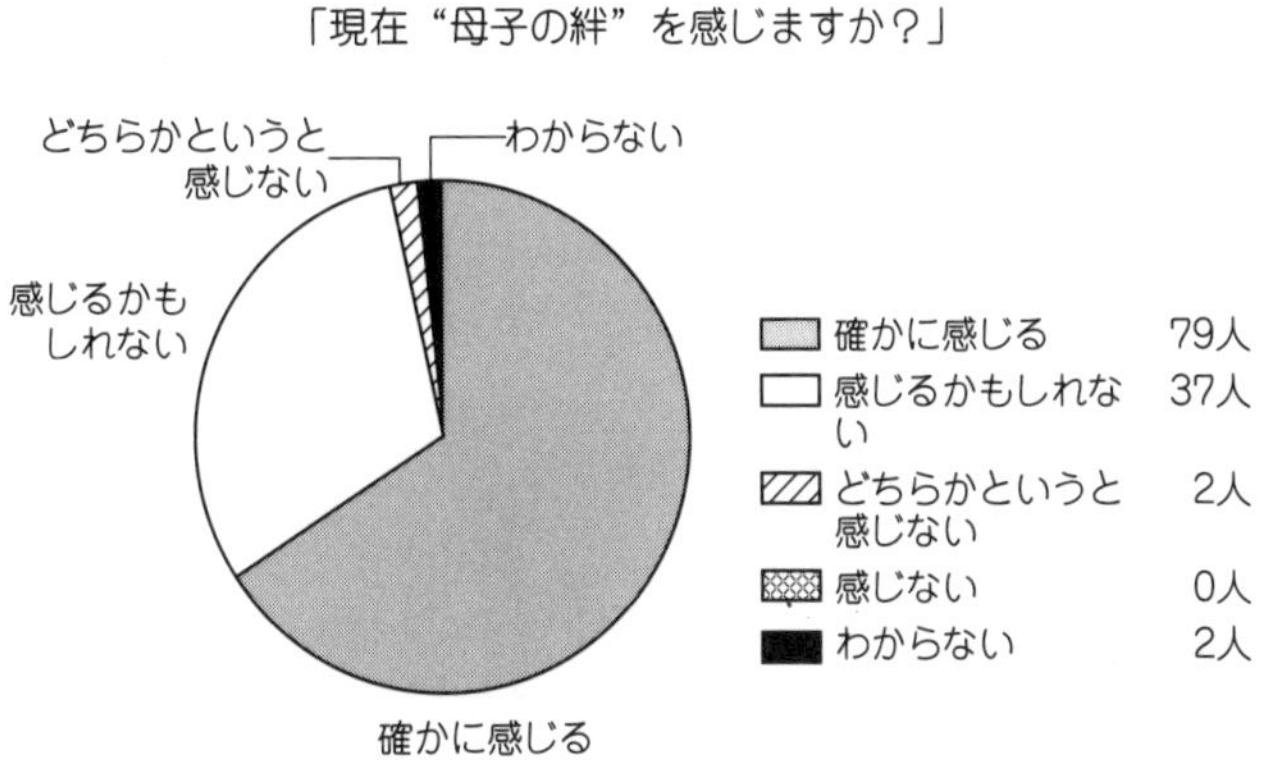

7.「出産直後から母子同室」は「母子の絆」と関係あった?

・「母の自覚が生まれた、子育てへの不安が解消された」

◆助産婦さんに助けてもらいながら母子で過ごす時間は、とてもよかったです。私に育てられるのか、不安で仕方なかったですから。母の自覚をもつために必要な時間だったと思います。

◆産む前は、同室は母がゆっくり眠れずよくないと思っていました。夜中に、小さな子どもの泣き声に起きる自信がなかったのですが、隣の

子どもの泣き声にはまったく耳が傾かず、自分の子どもの泣き声にだけ目が覚めるのは不思議で、また、とても嬉しいことでした。そんなことが自分を母親にさせてくれている…。またその嬉しさが、育てていく自信へとつながっているように思えます。

◆子どもを産むまでは「自分は子どもが嫌いだ」と思っていた。しかし、おっぱいをあげたり抱いたりしたら「かわいい」と感じるので自分自身の変化に驚いた。

◆とくに子どもが好きでもなく、まだまだ仕事もしたい、自分の時間も欲しい私ですが、ここまで子育てしてこられたのは母子同室のあの数日間があったからかなと思います。あんなふうに生まれたばかりの我が子を見つめて過ぎる時間は、もう二度とないものですし、とても素晴らしい経験だったなーとしみじみ感じます。

・「よい効果、いろいろ」

◆母親としての実感がわくし、触れたいときに触れられるし、自分たちのリズムを持つことができて、とてもよかったです。

◆生まれたても成長してからも、わが子は誰にも似ていなかった。もし別室だったら、本当にわが子だろうかと疑ったかもしれない。今はもちろん、似ていないが可愛いわが子です。時々カイジュウに見えることも…。

◆つらいことがあっても生まれた直後二人で並んで寝た、あの何ともいえない穏やかな幸せな時間を思い出すと耐えられる（何でかな？）。

◆のぞみ助産院で出産した第三子は、隣に寝ている私がそっと起きても、なぜかほどなく目を覚ます。眠りが浅くなってくると必ず手で探ってきて、私の存在を確かめる（同室だったからか、100%母乳だったからかよくわからないが）。

◆長男が生まれたときに部屋へ来た長女（当時２歳10ケ月）は「私もママと一緒にお布団でいたんだよね」と喜んでいた。長女は弟のことを

よくかわいがった。

・「同室でなくても絆はつくれる」

◆母子の絆というのは同室だったからというだけの結果ではなくて、お腹にいるときからの子どもへの想いとか、ひいては子どもが欲しいと思って妊娠したのか、その子が望まれて生まれてきたのかというところも大いに関係があるのではないでしょうか。

◆必ずしも母子同室のほうが別室よりも絆が強いとは言えないと思う。実際別室であってもより深い絆があると思える友人・知人はたくさんいる。

◆同室でなかったら絆を感じられないかと考えると、そうとは言い切れない。実際、たくさん寝て疲れが取れたときなど、気分もよく安定した気持ちで子どもの世話ができる。会いたいのに会えないのは不自然だが、出産の大変さは人それぞれだし、年齢の違いもある。半日、または一晩、授乳のときだけ会えるようにして身体を休める時間があってもよいかもしれない。

・「重圧だった」

◆出産の疲労がかなりあったせいか、子どもと二人きりの部屋になると「この子の面倒は全部自分がみなくてはいけない」と思ってしまい、かなり重圧だった。

8.「母子同室」と「母子別室」比べてみると?

のぞみ助産院以外の産院で出産したことのあるお母さんたちの声

◆第一子(女児):他の産院　第二子(女児):のぞみ助産院

長女のときは真夜中に産まれて、丸一日たってから同室になった。次女は生まれた直後から同室。ほんの一日ちょっとの違いだが「この子は自分が産んだ子。これからは自分が全責任をもって育てる」という責任感や自覚が大きく違っているかもしれないと思う。子どもの側からいえば甘えて「ママ大好き」と言うのは、下の子のほうが断然多いと感じる。

◆第一子(男児):他の産院　第二子(男児):のぞみ助産院

上の子は別室だった。上の子が小さいときに、ついたたいて止められないことがあった。自分にプレッシャーがかかっているときなどに(たたくことが)多かった。自分でもよくわからないのだが、下の子に感じる「かわいい」という感情が上の子にはあまりないように思う。だからといってそれではかわいそうなので、なるべく上の子も同じように慈しむ気持ちで接するよう努力している。ただ、上の子は私にはわからない性格面があり、そのせいかもしれないが。

◆第一子(男児):他の産院　第二子(女児):のぞみ助産院

第一子は他の病院で出産し、当日は別々、次の日から昼間はそばで夜は別、退院前2日くらいは24時間一緒でしたが、下の子と比べどちらがどうということはまったく感じません。

◆第一子(女児):他の産院　第二子(男児):のぞみ助産院

上の娘を産んだ病院も母子同室のところでしたが、帝王切開だったので2日間くらいは抱くどころか会えませんでした。産んだ喜びや実感

がわかなかったことを覚えています。私のまわりでは「出産後くらいは一人でゆっくり眠りたい、休みたい」と母子別室を選ぶ話をよく聞きますが、私はいつも心のなかで「えー？　どうして一緒にいたくないの！」と叫んでしまいます。

◆第一子（男児）、第二子（男児）：他の産院　　第三子（男児）：のぞみ助産院

上の子は生まれた日だけ別室でした。産んですぐに一目顔を見ただけで別室になったので、連れてこられたときはご対面という感じで少し緊張したのを覚えています。

◆第一子（女児）：他の産院　　第二子（男児）、第三子（男児）：のぞみ助産院

母子別室を経験したのですが、別室では赤ちゃんがミルクを飲んでいて、「母乳はいつ与えたらよいのだろう」と不思議に思っていました。私のお乳はパンパンに張って、痛い思いをしました。母子別室は不自然なのではないでしょうか。赤ちゃんと母親のリズムが崩れてしまいます。

◆第一子（女児）：他の産院　　第二子（女児）：のぞみ助産院

私は長女のとき２日間別室を経験しました。10ヶ月お腹の中にいた子どもが２日間とはいえ、いないというのは喜びが半減しました。母になった実感も薄れると思います。母子同室は大変と言う人もいますが、私は大変も含めて母になった自覚が芽生えるのだと思いました。

◆第一子（女児）：他の産院　　第二子（男児）、第三子（男児）：のぞみ助産院

長女のときは別室で、授乳時間も決められていた。そして最後の日だけ一緒だった。性格もあるだろうし、下の子と２歳１ヶ月しか離れていないので、抱っこしてもらいたいときにお腹に赤ちゃんがいて甘えられなかったせいもあるのか、今でも甘えん坊です。生まれたときからスキンシップが少ないせいだと思う。

9．母乳はどのくらい出ましたか？　また、授乳で苦労したことは？

・「よく出た・たくさん出た」　43人

◆乳房はそれほど大きいわけでもなく、まわりから見たら「よくそのおっぱいで育てているわね」という感じでしたが、さいわい母乳の出は悪くなかったと思います。

◆出方はよいほうだと思う。最初、私も赤ちゃんも慣れていないので多少の不安や、赤ちゃんにとっては口を大きく開けて一生懸命に吸わないと出てこない苦労はあった。でも、はじめのうちにちゃんと取り組むことで、1、2ヶ月で慣れて、後はどんどん楽しい授乳になる。

◆二人目ということもあり順調に出て、ほとんどトラブルもなかった。

◆母乳はよく出たがあまり飲んでくれず、1歳の誕生日前にほとんど見向きもしてくれず、あっけなく断乳になってしまった。その反動なのか、指しゃぶりがある。

◆母乳はよく出るのでよいが、子どもがまだ小さいせいか、一回の授乳で何度もむせたりしてかわいそうな感じがする。私の場合は必ず前搾りをしないといけないので大変。

・「出過ぎた」　18人

◆出過ぎて大変だった。最初は飲むことが下手で、母乳をあげるのが大変だった。少し顔に湿疹が出ていたので、食事を制限されるのがつらかった。

◆出すぎて困るほどよく出た。夜、子どもがあまり母乳を飲んでくれなかったので、夜中に自分で母乳を出したりしなければいけなかったので大変だった。

◆よく出た。出すぎたくらい。外出時、授乳場所を見つけるのが大変！
◆とてもよく出た。はっきり言って出すぎて苦労した。甘いものが好きなので、食べられないのがつらかった。夜中の授乳は職場復帰してから（生後８ヶ月）がとくにきつく感じた。

・「あまり出なかった・最初は出なかった」 15人
◆はじめはなかなか出なくて焦りました。赤ちゃんの体重はどんどん減っていくし…。でも、それを乗り越えれば後はすごく楽でした。断乳の２日目がすごくつらくて、一瞬母乳育児を後悔してしまいました。
◆あまり豊富に出るほうではなかったのですが、娘の飲む量とのバランスがよいと言われたので安心できました。最初の頃は義母に「おっぱい足りないのでは？」と言われて結構傷ついたこともありました。
◆最初母乳が出ないときにまわりから「ミルクを足さないから子どもが泣いて可哀そう」と言われたのがつらかった。でも泣くのは空腹だけが原因じゃないと思って乗り越えた。夜中の授乳も大変だったが、そのうちに生活リズムに組み込まれた。ただ、断乳後、夜ぐっすり眠れるようになったら身体が楽になったので「やっぱり授乳は体力使ってたんだ」と実感した。看護婦の友人に「まだ３時間授乳してるの？」「まだおっぱいあげてるの？（１歳過ぎて）」と言われ、なかなか授乳について理解してもらえなかった。
◆最初から出方が悪く、小さく生まれた子が退院後も思うように体重が増えず「母乳は無理かなあ。ミルク足しちゃおうかなあ」とずいぶん悩んだものです。定期的にマッサージに通わなかったら母乳育児は不可能でした。

・「夜間の授乳が大変」など
◆夏は暑さと湿疹もあり、夜眠らせてもらえないこともほとんどでした。でも、いつかは断乳することを思えば一時的なもので、何の苦労もし

ない子育てでは子どもに対する愛情が育たないので、そういうものだと思いました。

◆やっぱり夜の２、３時間おきの授乳はつらい…。

◆乳腺炎に５回もなり、熱も出てつらかった。退院後、最初のマッサージを受けるまでの間に世間一般で乳の出がよくなるとされている高カロリーの食事をしてしまい、大変な目にあった。食事の指導をパンフレットの配布などで徹底してほしい。

10．母乳マッサージの効果は？

「母乳マッサージの効果はありましたか？」

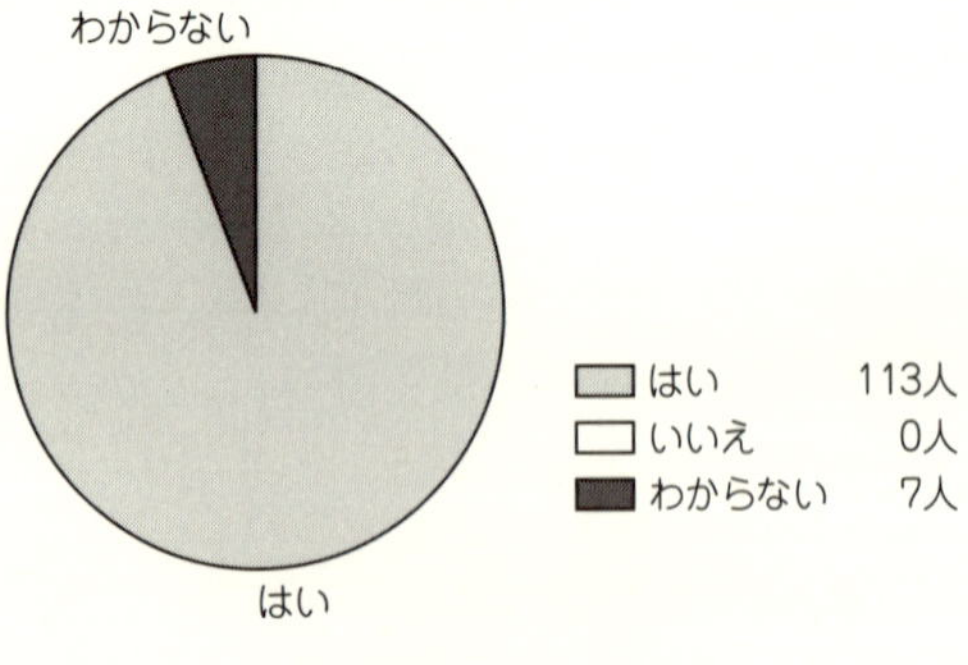

・「効果があった」 113人

張る・痛い・詰まるなどのトラブルが解消された…27件

乳房がすっきりする・軽くなるなど…10件

母乳の出がよくなった…9件

安心する…5件　　など

◆おっぱいも気分も軽くなる。
◆一人目のときはマッサージをほとんどしなかったためか母乳が出なかった。もともとあまり豊富に母乳の出るたちではないようなので、マッサージを続けたおかげで、母乳で育てられたと思っています。
◆肩こり、頭痛、発熱がマッサージしたとたんにすべてなくなって「命の恩人」っていう感じでした。
◆最初は雀の涙ほども出なかった母乳でどうなるのかと思ったが、定期的にマッサージに通い、結局断乳まで一度もミルクをあげることはなかった。
◆白くドロっとしていてもマッサージするとおいしそうなサラサラになる。おっぱいも楽になる。
◆乳房がやわらかくなる。
◆母乳が出やすいたちで、３ヶ月目くらいから張ってきて痛かったが、マッサージや里芋の湿布でやわらいだ。張りついているところをほぐしてもらい、１歳10ヶ月まで飲ませられた。
◆母乳のトラブルはなかったが、育児の不安を解消してくれた。
◆自分では出せないつまったおっぱいをスポッとウニッと上手に出していただいて、乳腺炎になることがなかった。

・「わからない」 7人
◆マッサージに通えなくなってからの出のほうがむしろよかったです。
◆効果という点では、たまり乳が出て温かい乳も出るようになって、おっぱいがやわらかくなったという事実は実感しました。うーん、それが大事なのかなあー。

11. 母乳育児で よかったこと、大変だったこと

・・・・よかったこと・・・・

・「愛情・安心などを感じた」

◆子どもを抱く、見つめる、笑いかける、話しかけるなどを、母乳を与えることによって確認でき、「いつも守ってあげなければ！」という気持ちを自然に感じました。子どもは母親が感じたことがわかるのか、いつも安心した顔でいてくれたように思います。

◆母乳は母親の食生活がすぐに子どもに反応するので、母乳を通して母子の深いつながりを強く感じました。

◆母乳は母のシンボルで、子どもが不安になったり情緒が揺らぐとき、母乳をふくませたことによって安心、安らぎを感じることができた。公園友達や母くらいの年齢の人たちには異端児のように扱われていたが、私自身は信念を持って母乳で育てていきたいと考えていた。今は本当に母乳で育ててよかったと思う。ただ、ダイオキシンなどの母体の悪い物質が子に影響することが心配。

◆断乳までは育児中心、子ども一辺倒にならざるを得なかったが、一生で一番幸福なときだったのかもしれないと最近思う。子どもも親も満足できて、これからの親子の絆の基礎になると思った。

◆母乳を長い間（1歳8ヶ月で断乳）飲ませたことが「私達親子のペース」というものを作ってくれたようです。他人のペースに巻き込まれず「よそはよそ」という判断がしやすくなりました。

◆もともと子どもがちょっと苦手で（キライというわけではないが）、母親としての自分をあまり想像できなかったのですが、母乳にすると育

児ホルモンが出て子どもに対して愛着がもてるというのを聞きました。その効果のせいかわからないけれど、今、母親としての自分を好きでいられるので、とりあえず母乳にしてよかったです。

◆上の子がいて思うように相手ができないなかで、授乳は次女との確実なスキンシップタイムとなった。

◆長男は母乳でなくミルクだったが、絆が希薄なような気がする。最初の子ということと、私自身あまり子どもが好きでなかったことにも起因しているのか、次男とはなにかが違う。次男とは親も子どももとても近くに感じられるが、その反面甘えん坊である。

◆母乳をあげていたので育児ノイローゼにならなくてすんだと思う。そうでなければ殺しちゃったかも。

・「元気に育った」

◆自分にとってはいろいろ大変なことも多く苦労もありましたが、今だに子どもが大きい病気一つしないで元気に育っていることが何よりよかったです。母乳で育てたから病気をしないのかはわかりませんが…。

◆本当に元気で、ちょっと小柄ですがイキイキしています。私も母乳で育てたという自信がありますので満足です。

◆子どもの成長を肌で感じる。母乳のおかげかはわからないが、子どもはとにかく丈夫。風邪などほとんどひかない。

・「母乳は便利」

◆母親にとってはトラブルさえなければこんなに便利なものはなく、めんどくさがりやの私には「母乳が出て本当にラッキー」と思えた。子どもにとっても待たずにすぐに飲めてよかったのではないか。ダイオキシンのこととかいろいろ心配なこともクローズアップされてきているが、私はまったく気にしていません。

◆母親にとって母乳は何より手軽でよかった。夜中でもすぐ OK だし、

外出にも楽。当然食事は制限されたが、自分の体調を整えたり食生活を考え直すいい機会だった。子どもにとっても苦労して母乳を飲みつづけたことは何でも自分でやってみる、すぐにあきらめないという点につながっていると思う。母乳万歳!!

・・・・大変だったこと・・・・

・「夫が寂しがる」

◆母乳で育てていると母親の意識が強くなり、夫への愛情を忘れてしまうことがあった。また、授乳している間はとても疲れている気がします。昼夜問わず授乳をし、それでもその生活に慣れてしまう母親ってスゴイと思う！

◆母乳は母親にしかあげられず、主人は育児に参加したい人なので見ているだけということを少し寂しいと思ったみたいです。その分我が家では食事は母親、遊びや寝るときは父親みたいな分担ができた。

◆主人は子どもがあまりにママッ子のため、おもしろくないときがあるようです。

・「睡眠不足がつらかった」など

◆母乳育児は働く私にとっては身体の負担が大きく、睡眠不足が続き、つらいのですが、子どもの笑顔を見ることはそれさえ吹き飛ばしてしまいます。

◆「いやになっちゃう…」と思ったのは出産後3ヶ月くらい。泣いてばかり、（おっぱいを）くわえてばかりで部屋が片付かないし、外出も家事もままならず睡眠も不足気味。この時期、ただ受け入れて助けくれる人がいなくては、母親はつらい。

◆年齢的なものもあるが、（授乳中は）白髪が増えたり疲れやすかったり、生気も取られていたように思う。

・「ほかの人に子どもを預けられない」

◆授乳中は昼寝も夜泣きの時もおっぱいがないと眠れなかったため、もう少し離れる時間がほしい。私以外の対応でも眠ってほしいと思ったことは事実だが、哺乳ビンを使わなかったことは私の小さな誇りでもある(自己満足ですが…)。

◆今の時代は母乳で育てる人が本当に少ないと感じた。出ないからと、あっさりミルクに切り替えることに何の疑問も持たない人がほとんどなので、助産院で産んで母乳で育てた私は他の人たちとギャップを感じ、話が合わなかった。ミルクは誰が飲ませても飲むが、母乳は母親にしかあげられない。そのため最初は「縛られる」というストレスがかなりあったが、愛があるから頑張れた。スキンシップも充分取れたので、子どもとの関係は今とてもよい状態です。

◆ほとんどないけど、強いて言えば人に預けられなかった。食事の制限。

12. 日頃の育児で不満に思うこと

「日頃の育児について不満に思うことは何ですか？」（複数回答）

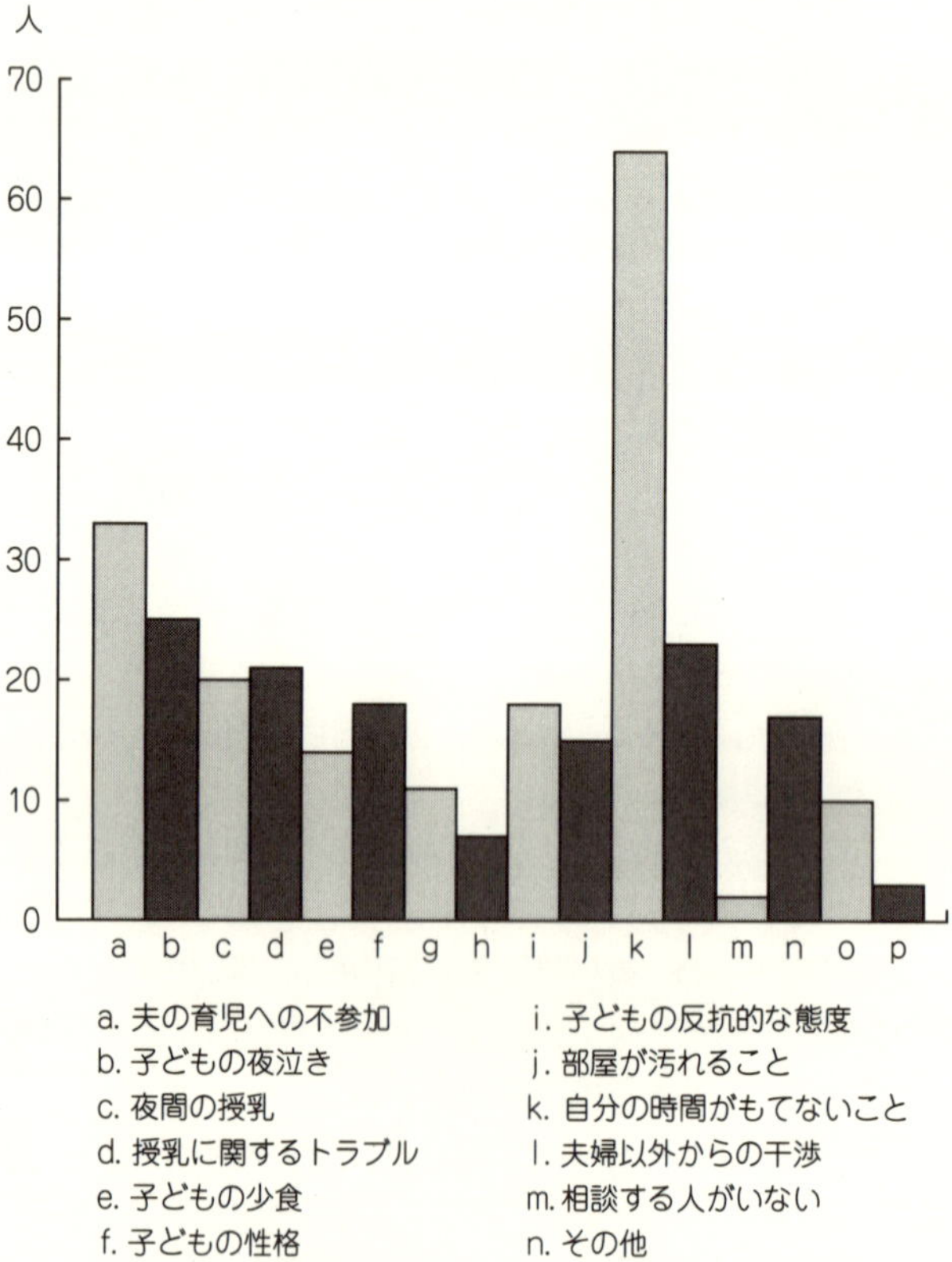

a. 夫の育児への不参加
b. 子どもの夜泣き
c. 夜間の授乳
d. 授乳に関するトラブル
e. 子どもの少食
f. 子どもの性格
g. 子どもの成長の度合い
h. 子どもが病気がち
i. 子どもの反抗的な態度
j. 部屋が汚れること
k. 自分の時間がもてないこと
l. 夫婦以外からの干渉
m. 相談する人がいない
n. その他
o. 不満はない
p. 無回答

13．育児で悩んだときの解決方法は？

友人に相談する…33件
夫に相談する…29件
先輩のお母さん・育児仲間などに相談する…27件
母親に相談する…26件
本を読む…13件
両親や姉妹・家族に相談する…11件
助産婦さんに相談する…6件
夫婦でよく話し合う…6件
保育園に相談する… 4 件　　など

（複数回答）

◆周りの人（それこそ誰にでも）に聞いてまわる。言うことはさまざまだけれど、それもまたよし。

◆とにかく前向きに考えること。あとは自分に同調してくれそうな人に話してスッキリする。

◆解決しないで悩みっぱなし。ただし、明るく前向きに悩むこと。

◆インターネット上の子育て支援サポートのメールサービスで問い合わせ。保育園の先生方、同じクラスのお母さんに問い合わせなど。

◆「考え方を切り替えろ！」と自分につぶやきながらジョギングする。

◆友人と話したり、自分だけの時間をもつ。

◆あまり深く考えず、「うちはこうなんだから」とマイペースで過ごす。

◆母乳マッサージのとき、いろいろグチを聞いてもらった。のぞみ助産院出身の友達同士で育児サークルを作り、参加した。親子スイミング、教会の子どもサークルなど親子で参加できるものにはなるべく参加。外

に出て解決した。

◆ほとんど解決してない。

◆最近、託児所付きのスポーツクラブに入会した。ストレス解消に役立っている。

◆あまり深刻に悩んだことはなかったが、気になることは母乳マッサージのとき助産婦さんに聞いた。子どもの成長も見てもらえたので助かった。あと、のぞみ助産院で友達になった人たちは価値観が同じなので話が合った。

◆主人や子供をもつ友人などに話を聞いてもらう。親は地方にいて心配をかけるのでほとんど相談はしません。また、あまり他とくらべない。

◆家事は手を抜き、なるべく睡眠をとって疲れないようにすると考え方が前向きになる。夫に話を聞いてもらう。あるいは言いたいことを言って夫の育児不参加に抗議する。

◆クヨクヨ悩まずに、なりゆきにまかせる。

◆誰に相談するまでもなく「ま、こんなもんかな」と前向きに考えた。

◆夫に協力を頼む。

◆思いきって子どもを保育園に預け、フルタイムの仕事を始めました。

◆大変なことも多いけれど、やはり子どもはかわいいのでそれほど悩まずにすみました。それによくも悪くもこの充実した時間はほんのわずかな今だけだと思うので…。

◆ストレスをためていることが多いので、自分の時間を少しでももち、気持ちに余裕をもてるようにする。

14. 子どもに対して「産まなければよかった」と思うことがある?

「子どもに対して“産まなければよかった”
と思うことがたびたびありますか?」

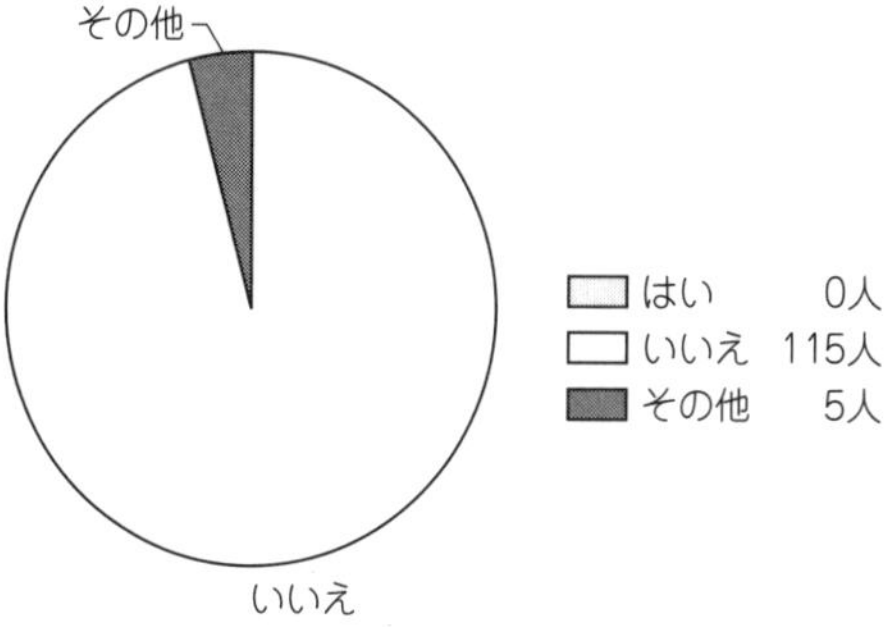

15. 妊娠中から現在まで幸福を感じた瞬間

・「出産のとき」

◆赤ちゃんが自分の中を通り抜けて出るその瞬間、すごくいい気持ちで幸せを感じた。今まで生きてきたなかで得たことのない快感だった。

◆私が歌を歌いながら赤ちゃんが生まれてきて、その赤ちゃんに対面したとき、赤ちゃんは夢見るような表情をしていました。私はうっとり

とその子を抱きました。臍《へそ》の緒を夫が切ってくれたことも幸せなことでした。臍の緒が切れても、この子とは見えない臍の緒でつながっているのだと感じられました。これほどの幸福感を、私のそれまでの人生で味わったことはありませんでした。

◆やはり一番は新しい命が生まれたその瞬間でしょう。

◆家族みんなで生命誕生の瞬間を迎えることができ、二人の娘がとても喜んでくれたとき。

・「出産直後から一緒に過ごせた幸せ」

◆日々ありすぎて書ききれないけど、印象深いものは出産後２～３日。（産院内の）洗面所にいると部屋から子どもの泣き声が聞こえてきて「こんなにも自分を必要としている存在が、今まで他にいただろうか」と幸福でいっぱいになりました。それから、出産直後の感動。一生妊娠出産を繰り返していきたいと思ってしまいました。

◆胎動を感じたとき。出産を終えて自分の手で子どもを抱いたとき。はじめておっぱいを吸われたとき。

◆出産後部屋で生まれたばかりの子どもとベッドで休んでいるとき、わきあがる喜びを感じた。子どもの寝顔を見るとき。姉妹二人、仲良く遊んで楽しそうに笑っているとき。

◆大きなお腹で子どもに生まれてくる赤ちゃんの話をしていたとき。出産した夜、赤ちゃんに顔を近づけて寝たとき。食事のとき、口いっぱいにほおばった顔を見ているとき。ドタバタと一日を過ごし、絵本を読みながら添い寝するとき。

◆出産してすぐ子どもを抱き上げた瞬間！　気持ちのよい季節に子どもにお乳をあげているとき。

◆妊娠がわかったときから嬉しかったし、生まれるまで毎日赤ちゃんのことを想い幸せだった。産んだ日に赤ちゃんが私の指を握っていたので、そのまま寝ていたことが思い出され「絆はそのときからちゃんと

あったんだなぁ」と感じる。ずーっと泣いているタイプの赤ちゃんで、家族も私もほとほと疲れたが、あるとき抱っこしたまま寝ているときにしみじみ「天使のようだ」と感じ、思わず涙が出そうになった。

・「子どもの成長を感じたとき」

◆出産直後、赤ちゃんがおっぱいをほしがったのでおっぱいを出したら、ニコッて笑ったとき。子どもが「おっぱい」って言えるようになったとき。2歳くらいのころに「ママのおっぱいおいしかった?」と聞いたら「おいしかったよ」って言ってくれたとき。

◆子どもが初めて一歩歩いたとき。出ているか出ていないのかわからないようなおっぱいでも、ここまで成長するんだと思った。おっぱいが出なくてつらいときもあったが、ミルクに替えなくてよかった。

◆子どもが生まれて初めて笑ってくれたとき、初めて「ママ」と呼んでくれたとき。かわいいしぐさや言葉を話すとき、子どものことをとても愛しく思うと同時に幸福を感じる。

・「不安から幸せへ」

◆妊娠中よりも産んでからのほうが「幸せだー」と思うことが多いようです。子どもの成長を見るとそう感じます。産む前は「子ども嫌いな女」だったので、自分が母親になれるかどうか心配でしたが、今は「子ども嫌い」ではなく「子ども慣れしていなかった」だけだったんだと思います。

◆妊娠中はいろんな事を考えて不安でしたが、お腹をけっている赤ちゃん、そして誕生、一年一年大きくなっている子ども達を見ているとき、とても幸福を感じます。

◆今年長男が病気になり、食事や運動など妊娠中や授乳中にあれだけ注意したのに何だったのかと落ち込みましたが、子どもがいるという幸福感を感じます。次男は最低限の注意しかしなかったにもかかわらず、

たくましく育っています。長男が重篤な病気にかかったことで命の大切さを改めて感じている毎日です。

・「家族で過ごすとき」

◆生まれてきた瞬間、眠っている子を見ながら夫と話をしていたとき。家族で笑っているとき。

◆子どもの成長を見ていることが幸せ。夫への不満もあるけれど、毎日が普通に流れ、暖かい部屋でおいしいものを食べ、娘とお風呂に入り、みんな健康で…。たまにちょっと嬉しいことがあったり、頭にきちゃうことがあったり、夫婦ゲンカをしたり。平凡だけど、そういうのが幸せなんじゃないかなー。

◆子どもが笑ったとか立ったとか、一つ一つが喜びです。毎日が幸せですが、一番は主人がとにかく楽しそうに子どもと遊んでいるところを見ることや、休日に家族で出かけたりすることなどです。「主人が育児に参加してくれるおかげでこうしていられる」と感謝することが多いので、家族の時間がすごく大切で幸せです。

・「日々、幸せ」

◆今までたくさん幸福を感じてきているので書ききれません。

◆毎日夢中で考える余裕があったかなあ…？　でも、幸福じゃないと思ったことがないことは幸福な証なんだと思う。

◆目と目が合って微笑みあったり、以心伝心があったと思われるようなとき。言葉がなくても通じているんだと感じる。（主人も同意見）

◆日々いつも子どもたちのにぎやかな声に囲まれて幸福です。

◆三人の子どもに恵まれて、毎日忙しく、怒ることのほうが多いが、三人の子どもが仲良く遊んでいる姿を見たときが幸福です。次の瞬間には怒ってますが。

◆子どもの存在自体です。子どもに常に教えられ自分自身も子どもと一

緒に成長していけるということです。自己嫌悪になることも日々の育児の中で多々ありますが、自分の分身がこの世に存在することを幸福に思っております。

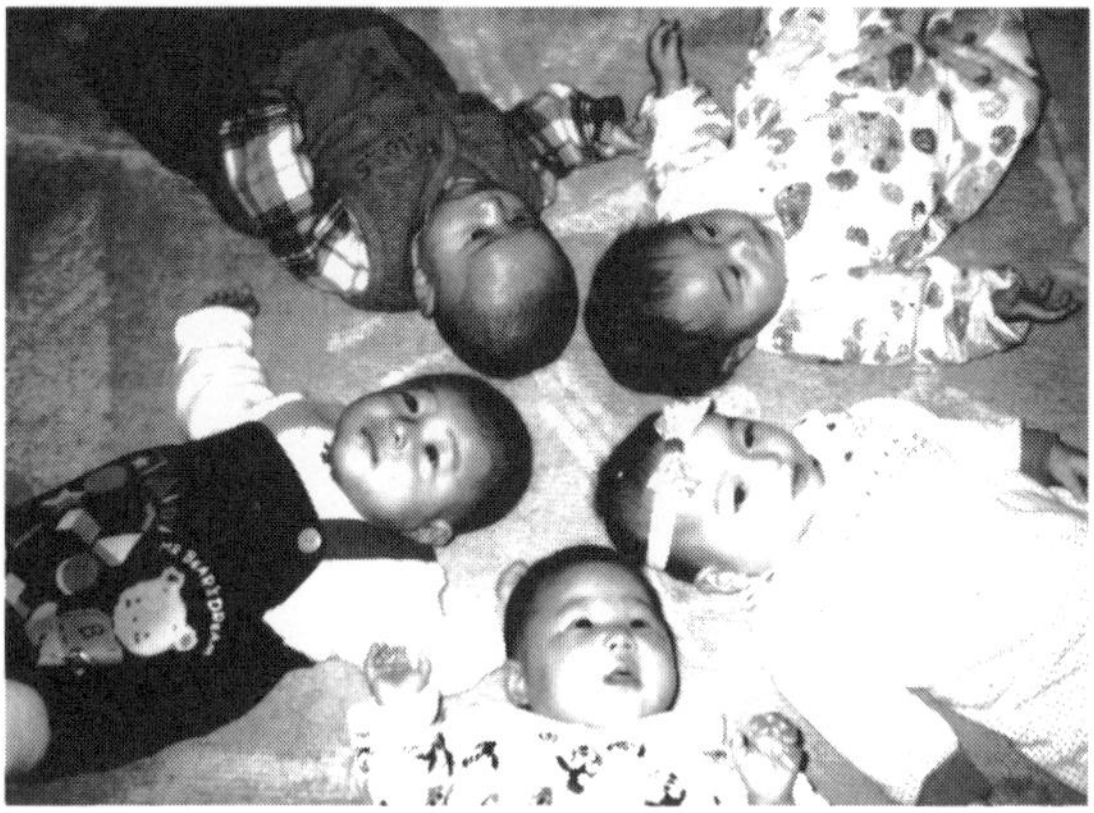